Pathologisches Horten

Fortschritte der Psychotherapie
Band 69

Pathologisches Horten

Dr. Anne Katrin Külz, Prof. Dr. Ulrich Voderholzer

Anne Katrin Külz
Ulrich Voderholzer

Pathologisches Horten

hogrefe

Dr. phil. Anne Katrin Külz, geb. 1973. 1992–1999 Studium der Psychologie in Freiburg. Von 2003–2017 Tätigkeit am Universitätsklinikum Freiburg, Klinik für Psychiatrie und Psychotherapie, dort mehrere Jahre Leitung der Spezialambulanz für Zwangserkrankungen und von 2008–2017 Leitung der Arbeitsgruppe Zwangsstörungen. Seit 2017 niedergelassen in eigener Praxis. Supervisorin sowie Dozentin für Verhaltenstherapie an verschiedenen Ausbildungsinstituten.

Prof. Dr. med. Ulrich Voderholzer, geb. 1961. Facharzt für Psychiatrie und Psychotherapie, Supervisor in Verhaltenstherapie, Master of Medical Education. 1980–1987 Studium der Medizin in München und Boston. Anschließend Facharztausbildung an der Psychiatrischen und Neurologischen Universitätsklinik München und danach Tätigkeit als Assistenzarzt, Oberarzt und Leitender Oberarzt an der Klinik für Psychiatrie und Psychotherapie des Universitätsklinikums Freiburg. Seit 2010 Ärztlicher Direktor Schön Klinik Roseneck, Prien am Chiemsee.

Bibliografische Information der Deutschen Nationalbibliothek
Die Deutsche Nationalbibliothek verzeichnet diese Publikation in der Deutschen Nationalbibliografie; detaillierte bibliografische Daten sind im Internet über http://dnb.dnb.de abrufbar.

Hogrefe Verlag GmbH & Co. KG
Merkelstraße 3
37085 Göttingen
Deutschland
Tel. +49 551 999 50 0
Fax +49 551 999 50 111
verlag@hogrefe.de
www.hogrefe.de

Satz: ARThür Grafik-Design & Kunst, Weimar
Druck: Media-Print Informationstechnologie GmbH, Paderborn
Printed in Germany
Auf säurefreiem Papier gedruckt

1. Auflage 2018

(E-Book-ISBN [PDF] 978-3-8409-2785-0; E-Book-ISBN [EPUB] 978-3-8444-2785-1)
ISBN 978-3-8017-2785-7
http://doi.org/10.1026/02785-000

Inhaltsverzeichnis

1 Beschreibung der Störung

Pathologisches Horten ist eine relativ häufige psychische Erkrankung, die eine große Belastung für Betroffene und ihre Familien darstellt. Viele Therapeuten erleben in ihrem klinischen Alltag immer wieder Patienten, die in überfüllten Wohnungen leben und große Schwierigkeiten mit dem Wegwerfen von Gegenständen haben. Manchmal tritt die Symptomatik rein zufällig, z. B. bei der Durchführung häuslicher Expositionsübungen im Rahmen einer Zwangserkrankung, ans Tageslicht. Andere Patienten erwähnen ihre Neigung zum Sammeln und Horten ganz „nebenbei" im Laufe der Therapie. Häufiger sind es Angehörige, gelegentlich die Betroffenen selbst, die sich hilfesuchend an klinische Ambulanzen und niedergelassene Therapeuten wenden, um das Horten in den Griff zu bekommen.

Pathologisches Horten als eigenständiges Störungsbild

Bis in die 1990er Jahre hinein war pathologisches Horten eine nahezu unerforschte Erkrankung. Lange Zeit fasste man die Symptomatik schlicht als eine Subgruppe der Zwangserkrankung auf, bevor sich Hinweise darauf verdichteten, dass pathologisches Horten ein eigenständiges Störungsbild mit ganz spezifischen Merkmalen darstellt (auf die Abgrenzung zur Zwangsstörung wird in Kapitel 1.5.2 genauer eingegangen). Auch wenn man inzwischen weiß, dass Patienten mit dieser Erkrankung weniger gut auf kognitive Verhaltenstherapie mit Exposition ansprechen als Betroffene mit anderen Zwängen, existieren störungsspezifische Manuale für pathologisches Horten bislang nur für den englischen Sprachraum (Steketee & Frost, 2014). Dabei sind wirksame Behandlungsmöglichkeiten von hoher praktischer Bedeutung, da das Störungsbild nach heutigen Schätzungen fast jeden zwanzigsten Menschen in Deutschland trifft, zumeist mit einer massiven Beeinträchtigung für Betroffene und deren Umfeld einhergeht und gleichzeitig mit störungsspezifischen Ansätzen effektiv therapierbar ist (Williams & Viscusi, 2016).

Evolutionäre Funktion des Sammelns

Zunächst stellen Sammeln und Horten von Dingen jedoch durchaus gesunde menschliche Züge mit Überlebensvorteil da. So sind das Sammeln und Lagern von Nahrung oder Materialien wie Brennholz archaische Verhaltensweisen, die vermutlich in Urzeiten von essenzieller Bedeutung waren. Es wäre daher nachvollziehbar, wenn das Anhäufen und Aufbewahren von Dingen auch heute bei Ängstlichkeit und Unsicherheit eine evolutionäre Funktion hat. Vermutlich finden sich neben den schweren Formen des Hortens auch viele leichtere Ausprägungen, die im Alltag nur geringen Leidensdruck bei Betroffenen und Angehörigen auslösen.

Fallbeispiel einer schweren Sammel- und Hortproblematik

Das folgende Fallbeispiel möchte hingegen einen ersten Eindruck davon vermitteln, wie sich eine schwere Sammel- und Hortproblematik im Leben eines Betroffenen äußern und psychotherapeutisch behandelt werden kann. Die anschließenden Fotos (vgl. Abb. 1) zeigen eindrücklich den Zustand der Wohnung des Betroffenen vor und nach der stationären Psychotherapie.

Fallbeispiel

Der 61-jährige gelernte Mechaniker wuchs als einziges Kind seiner Eltern, die ein Handelsunternehmen besaßen, auf. Der Vater wird als jähzornig und wenig fürsorglich beschrieben, er sei beruflich immer sehr stark eingebunden gewesen und habe wenig Zeit für ihn gehabt. Zur Mutter habe ein inniges Verhältnis bestanden; nach dem frühen Tod des Vaters habe sich die Mutter sehr auf ihn fixiert und er sei wie ein Partnerersatz für seine Mutter gewesen. Etwa im Alter von 30 Jahren lernte er seine jetzige Frau kennen, von Beruf Künstlerin, die von seiner Mutter aber abgelehnt wurde. Seine Heirat habe erst nach dem Tod der Mutter stattfinden können. Ganz im Vordergrund der Beschwerden steht ein massiver Sammelzwang. Auch die Mutter, bei der er bis zu ihrem Tod gelebt hat, habe schon eine Neigung zum zwanghaften Horten gehabt. Der Tod der Mutter sei auch als Erlösung erlebt worden, er habe sich aber dennoch nicht von vielen unnützen Gegenständen im Haus trennen können. Erst nach dem Tod der Mutter durfte seine jetzige Partnerin und Ehefrau das Haus betreten. Der Patient äußert massive Probleme, Gegenstände wegzuwerfen; in dem Chaos zu Hause fühle er sich auch dem Alltag nicht mehr gewachsen. Eine dringend erforderliche Renovierung sei seit Langem schon nicht möglich. Er beschreibt Verlustängste, viele Gegenstände seien eine „Ersatzliebe". Er sei sehr sparsam erzogen und trage daher neu gekaufte Kleidung meist nicht, sondern eher das alte Gewand, selbst wenn es Flecken und Löcher habe. Die Sammeltendenz und die schrittweise immer mehr erfolgte Verwahrlosung des Hauses habe er vor dem Umfeld geheim gehalten. Auch vonseiten der Ehefrau besteht der dringende Wunsch nach einer vollständigen Entrümpelung. Darüber hinaus werden ein reduzierter Antrieb, eine gedrückte Stimmung, Grübelneigung, Denkeinengung, Lustlosigkeit und ein gestörtes Essverhalten mit Übergewicht beschrieben. Der Patient ist zu einer stationären Behandlung bereit und motiviert, sich mit den auslösenden und aufrechterhaltenden Faktoren seines Sammelzwangs auseinanderzusetzen. Die Ehefrau wird in die Behandlung mit eingebunden und erhält von ihm auch die Erlaubnis, Dinge auszuräumen. Das Wegwerfen von Gegenständen und Entrümpeln des Hauses ist mit höchster Anspannung und dem Gefühl des Kontrollverlustes verbunden; darüber hinaus erlebt er Gefühle der Bedrohung und Verarmung.

Expositionsübungen werden schon im Stationsalltag durch Übungen im Zimmer und das Wegwerfen von gebrauchten Gegenständen initiiert und dann

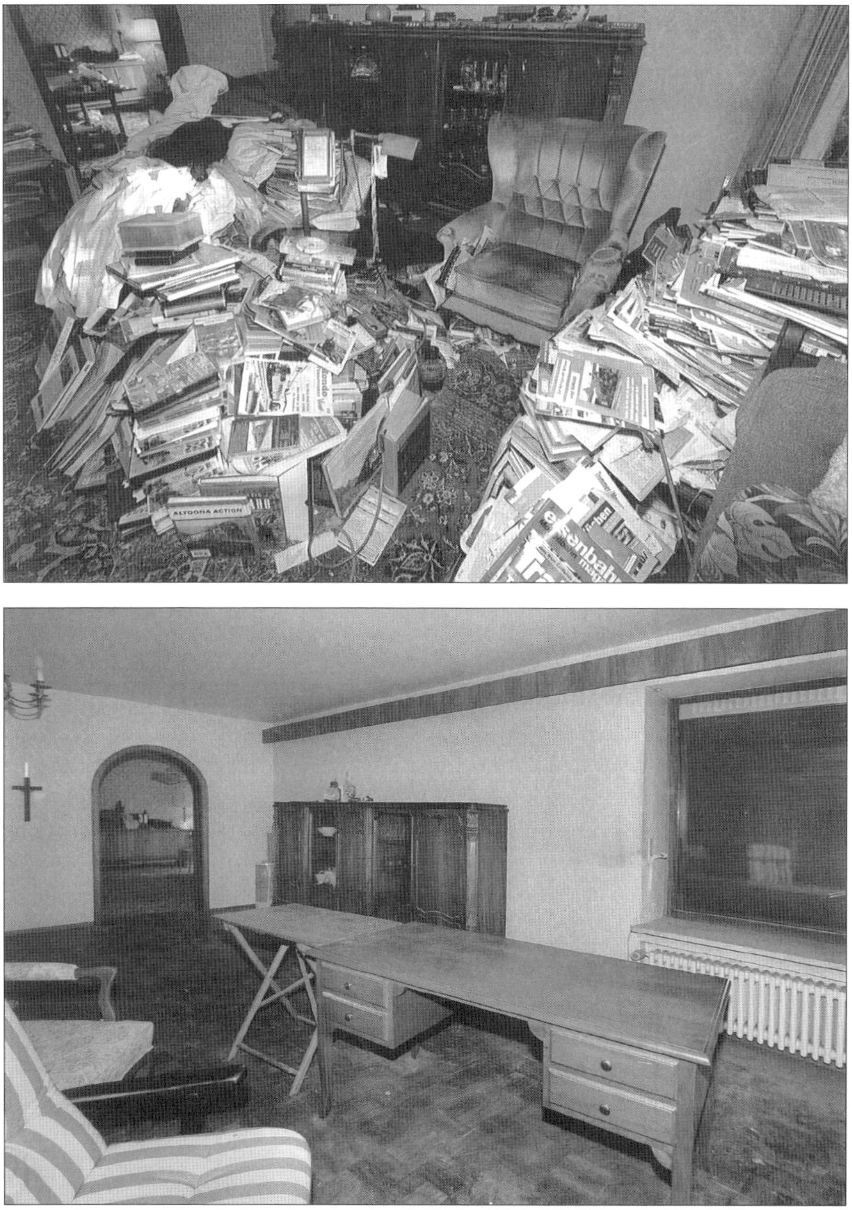

Abbildung 1: Zustand der Wohnung des Patienten vor und nach der stationären Psychotherapie (© Fotos: U. Voderholzer, Prien)

schrittweise im häuslichen Umfeld umgesetzt. Im Rahmen der Behandlung gelingt es dem Patienten, den Vermüllungszustand des Hauses fast vollständig aufzulösen. Er gibt an, die Aktion als Befreiung zu erleben. Eine medikamentöse Behandlung wird nicht durchgeführt.

1.1 Bezeichnung

Menschen mit pathologischem Horten leiden unter einem unwiderstehlichen Drang, große Mengen an Besitztümern anzusammeln, und fühlen sich nicht dazu in der Lage, sich von diesen wieder zu trennen, auch wenn sie keinen monetären Wert oder praktischen Nutzen besitzen. Für die Symptomatik wurde in der Forschung daher längere Zeit der Begriff „compulsive hoarding" verwendet, was im Deutschen wörtlich „zwanghaftes Horten" bedeutet; häufiger findet man auch die Bezeichnung „zwanghaftes Sammeln und Horten". Nachdem sich das Störungsbild im Bewusstsein der Wissenschaftler und Behandler vom Zwangssymptom zu einer eigenständigen Erkrankung wandelte, setzte sich zunehmend der Begriff „hoarding disorder" bzw. „pathologisches Horten" durch.

Hoarding disorder

Abgrenzung zu Zwangsstörungen

Auf den ersten Blick hat pathologisches Horten tatsächlich einiges mit der klassischen Zwangserkrankung gemein. So entstehen bei dem Versuch, die angehäuften Gegenstände loszuwerden, negative Gefühle wie etwa Angst, Anspannung oder Schuldgefühle, die an die Empfindungen beim Verzicht auf Zwangsrituale erinnern. Die Symptomatik wird daher auch in den gebräuchlichsten Inventaren zur Erfassung der Zwangssymptomatik, wie der Yale-Brown-Obsessive-Compulsive-Scale (Y-BOCS; Goodman et al., 1989) und dem Obsessive-Compulsive-Inventory (OCI-R; Gönner et al., 2009) erfasst. Allerdings leidet die Mehrzahl der Betroffenen an pathologischem Horten, ohne dass andere Zwänge in relevantem Ausmaß vorliegen und die Kriterien einer Zwangsstörung erfüllt sind. Außerdem ist pathologisches Sammeln und Horten – anders als Zwangsrituale – oftmals mit positiven Emotionen verbunden, wie es in ähnlicher Weise auch bei Impulskontrollstörungen beobachtet wird. So erleben Patienten den Erwerb von Gegenständen nicht selten als euphorisierend und auch die Beschäftigung mit den gehorteten Besitztümern wird oft als Sicherheit oder Geborgenheit stiftend empfunden. Darüber hinaus weist die Erkrankung ein anderes Komorbiditätsspektrum auf und das Muster neurobiologischer Korrelate unterscheidet sich von demjenigen bei anderen Zwangssymptomen (Fontenelle & Grant, 2014).

1.2 Definition

1.2.1 Diagnosekriterien

Keine hinreichende Diagnose in ICD-10 und DSM-IV

In der ICD-10 wird pathologisches Horten bislang nicht abgebildet. Steht nur die ICD-10 zur Verfügung, muss auf die inhaltlich nicht ganz adäquate Diagnose der Zwangsstörung zurückgegriffen werden. Im DSM-IV war das Störungsbild bislang nur als diagnostisches Kriterium der zwanghaften Persönlichkeitsstörung vertreten. Die hier gewählte Formulierung „ist nicht in der

Lage, verschlissene oder wertlose Dinge wegzuwerfen, selbst wenn diese keinen Gefühlswert besitzen" wird dem Krankheitsbild jedoch nicht gerecht, da die gesammelten Gegenstände oftmals einen deutlich emotionalen Wert für die Betroffenen haben (siehe auch Schoen, Wahl-Kordon & Zurowski, 2015).

DSM-5-Diagnose und Kriterien

Im DSM-5 wurde „Pathologisches Horten" nun als eigenständige Kategorie in die neu geschaffene Gruppe „Zwangsstörung und verwandte Störungen" aufgenommen, sodass wir uns auf die Definition der diagnostischen Kriterien nach DSM-5 beziehen werden (vgl. den Kasten auf S. 20 im Kapitel 3.1).

Nach DSM-5 bezeichnet pathologisches Horten anhaltende Schwierigkeiten, persönliche Gegenstände fortzugeben oder wegzuwerfen, unabhängig von ihrem tatsächlichen Wert. Die Betroffenen haben das Gefühl, ihre Besitztümer aufbewahren zu müssen und geraten bei dem Versuch, sich ihrer zu entledigen, unter massive Anspannung. Die Schwierigkeit, Dinge wegzuwerfen, führt zu einer Anhäufung von Gegenständen, die mit einer Überfüllung und oftmals Vermüllung aktiver Wohnbereiche einhergeht. Die eigentlich vorgesehene Nutzung dieser Wohnbereiche wird dadurch beeinträchtigt. Wenn Wohnbereiche nicht überfüllt sind, ist das nur auf das Eingreifen Dritter wie etwa Familienmitglieder, Reinigungspersonal oder Autoritätspersonen zurückzuführen. Um die Kriterien für pathologisches Horten zu erfüllen, muss ferner eine beeinträchtigte Lebensführung im häuslichen, sozialen oder beruflichen Alltag vorliegen.

1.2.2 Welche Bedeutung haben die gehorteten Gegenstände?

Emotionale Bedeutung der Gegenstände

Bei den angehäuften Gegenständen kann es sich gelegentlich um wertvolle Besitztümer handeln; häufiger jedoch findet man Gegenstände ohne erkennbaren objektiven Wert wie alte Zeitschriften, persönliche Notizbücher und Briefkorrespondenzen oder abgetragene Kleidungsstücke. Dabei können ganz unterschiedliche Gründe für das pathologische Horten verantwortlich sein. So messen viele Betroffene den jeweiligen Gegenständen eine *emotionale Bedeutung* bei, weil sie sich an bestimmte Menschen oder Ereignisse in ihrem Leben erinnert fühlen. Andere identifizieren sich so sehr mit den Besitztümern, dass es sich beim Wegwerfen für sie anfühlt, als würden sie einen Teil ihrer selbst vernichten. Dass objektiv wenig wertvollen Gegenständen eine herausragende Bedeutung gegeben wird, ist an sich noch kein pathologisches Phänomen. So bringt etwa in dem Film „Die fabelhafte Welt der Amélie" eine alte Blechdose mit Requisiten der Vergangenheit wie ein vergilbtes Foto und altes Spielzeug einen Mann zum Weinen, weil sie eine längst vergangene Zeit wieder lebendig werden lässt. Wenn sich sentimentale Bindungen jedoch gegenüber zahlreichen Gebrauchsgegenständen des Alltags entwickeln, kommen selbst Hausbesitzer schnell an ihre räumlichen Grenzen.

Informationen bewahren

Ein weiteres Motiv ist der vermeintliche *Informationsgehalt* eines Gegenstandes. So glauben die Betroffenen oft, dass sie etwa durch das Wegwerfen alter Zeitschriften oder Rechnungen einen schweren Fehler machen, da sie wichtige Informationen unwiderruflich verlieren könnten. Manchmal sind mit der Angst vor Verlust relevanter Fakten bereits spezifische Formen des Erwerbs verbunden. So musste einer unserer Patienten beispielsweise jedes Buch, das er kaufte, in doppelter Ausführung anschaffen, um vorsorglich gegen den Verlust relevanter Textpassagen gewappnet zu sein.

Vermeintlicher Nutzen der Gegenstände

Nicht wenige Betroffene erliegen der Vorstellung, bestimmte Dinge nochmals *gebrauchen zu können* und empfinden es als leichtsinnig oder verschwenderisch, sich von den Gegenständen zu trennen. Sie heben dann ihre Besitztümer über viele Jahre „nur für den Fall" auf, dass sie doch einmal zur Verwendung gelangen könnten.

Ästhetischer Wert der Gegenstände

Manche Menschen berichten insbesondere in der Kaufphase auch von einem bestimmten *ästhetischen Wert* des jeweiligen Gegenstandes, der sich anderen Menschen nicht ebenso erschließt. Das kann etwa eine interessante Formgebung, eine besondere Farbe oder Oberflächenbeschaffenheit des Objektes sein. Die Vorstellung, den Gegenstand wegzuwerfen, löst dann Unbehagen aus, weil es sich anfühlt, als müsse man sich von einem besonders seltenen Schatz verabschieden.

Motive für den Erwerb von Dingen und für das Hortverhalten

Einer Studie von Frost und Kollegen (2015) zufolge sind die Bedürfnisse, nichts zu verschwenden, sowie wichtige Informationen zu bewahren, bei Menschen mit pathologischem Horten die beiden wichtigsten Motive für den Erwerb von Dingen und das Hortverhalten. Die beiden anderen erforschten Motive, emotionale Bindung an Gegenstände sowie der ästhetische Wert von Gegenständen, scheinen mäßig stark ausgeprägt zu sein, jedoch noch deutlich ausgeprägter als bei Menschen mit klassischer Zwangsstörung oder gesunden Vergleichspersonen.

Beschäftigung mit Gegenständen

Typischerweise verbringen Menschen, die zu pathologischem Horten neigen, jedoch gar nicht viel Zeit mit den Gegenständen, an denen sie hängen. Sie kaufen die Dinge oft in sehr spontanen Aktionen, verstauen sie an Orten, wo sie inmitten anderer spontan erworbener Gegenstände liegenbleiben, und vermeiden es häufig sogar, sich mit den Sachen näher zu beschäftigen, weil sie die Konfrontation mit Gedanken an Wegwerfen fürchten.

Aufbewahrung der Gegenstände

Oftmals werden die Besitztümer nicht nur innerhalb der Wohnung aufgehoben, sondern füllen auch Garagen, Hofeinfahrten oder das Arbeitsumfeld der Betroffenen aus. Wichtig für die Diagnose pathologischen Hortens ist jedoch, dass sich das Horten nicht nur auf umgrenzte Bereiche wie etwa die Gästetoilette oder den Speicher bezieht, sondern dass zentrale Wohnbereiche in

Mitleidenschaft gezogen sind. Oftmals sind die Wohnungen von Betroffenen von regelrechten Gangsystemen durchzogen, um einen Weg von einem Raum zum nächsten aufrechtzuerhalten.

1.2.3 Was macht aus Sammeln pathologisches Horten?

Sammeln

Viele Menschen auf der ganzen Welt haben Freude am Sammeln von Gegenständen, selbst wenn diese keinen großen objektiven Wert besitzen wie etwa Eintrittskarten von vergangenen Konzertbesuchen, Radiergummis, alte Briefe, Zeitungen oder Zeitschriften der letzten Jahre, Bierdeckel oder Kronkorken. Nahezu jeder Gegenstand eignet sich dazu, Sammlerobjekt zu werden, d.h. in mehrfacher Ausfertigung erworben und auf systematische Art aufbewahrt zu werden, wobei er dann in der Regel nicht mehr auf seine ursprüngliche Weise verwendet, sondern an bestimmter Stelle platziert und betrachtet wird.

Unterschied Horten und Sammeln

Doch wann leidet etwa ein Bücherfreund, der riesige Mengen an Literatur anschleppt, unter pathologischem Horten, und wann kann man getrost noch von Sammelleidenschaft sprechen? Sammeln ist nach Frost und Steketee (2010) so lange nicht als pathologisches Horten zu betrachten, als es dem *eigenen Wohlergehen oder demjenigen anderer Menschen nicht schadet*. Führt es zu Beeinträchtigung im Alltagsleben – etwa weil die Küche nicht mehr benutzbar ist oder das Empfangen von Besuch durch die angehäuften Besitztümer unmöglich geworden ist –, spricht man von pathologischem Horten. Ebenso handelt es sich um pathologisches Horten, wenn die betreffende Person *unter ihren Symptomen subjektiv leidet, jedoch den Zustand nicht aus eigener Kraft beenden kann.*

Wert der Gegenstände

Der Wert des Gegenstandes hingegen spielt für die Diagnose keine Rolle. Viele Menschen verbinden pathologisches Horten mit der Vorstellung eines zugemüllten Haushaltes voller nutzloser Dinge, die jede andere Person in den Abfall werfen würde. Nicht selten begegnen uns jedoch auch Betroffene, die Einkaufstüten voller Wertgegenstände wie teure Elektrogeräte oder exklusive Kleider in Originalverpackung in ihrer Wohnung beherbergen. Oft werden diese Sachen „sicherheitshalber“ im Rahmen einer spontanen Kaufaktion angeschafft und verbleiben jahrelang ungenutzt an der gleichen Stelle.

1.3 Epidemiologische Daten

Prävalenz

An einer repräsentativen Stichprobe von 2307 Personen in Deutschland fanden Müller et al. (2009) eine Punktprävalenzrate von 4,6 % für pathologisches Horten. Damit wäre knapp jeder zwanzigste Deutsche von dieser Erkrankung betroffen. Dabei leiden deutlich mehr ältere (6,2%) als jüngere Menschen (2,3%) unter dieser Erkrankung. Frauen erfüllen mit (2,6%) etwa halb so oft wie Männer (5,6%) die Kriterien für pathologisches Horten.

1.4 Verlauf und Prognose

Verlauf

Unbehandelt verläuft die Erkrankung in der Regel chronisch progredient. Häufig zeigen sich erste Symptome im Alter von 12 bis 13 Jahren. Mitte dreißig ist die Symptomatik zumeist auf ein deutlich beeinträchtigendes Ausmaß angestiegen und nimmt mit wachsendem Alter eher noch weiter zu (Tolin, Meunier, Frost & Steketee, 2010).

Genetische Faktoren

Darüber hinaus spielen auch genetische Faktoren mit hoher Wahrscheinlichkeit eine Rolle. So weiß man, dass pathologisches Sammeln und Horten bei Verwandten ersten Grades deutlich häufiger auftritt als bei Personen ohne Hortproblematik im familiären Umfeld; die Heritabilität für zwanghaftes Horten schätzt man auf 50% (Lervolino et al., 2009).

1.5 Differenzialdiagnose

1.5.1 Erkrankungen mit ähnlicher Symptomatik

Differenzialdiagnose

Einige körperliche oder psychische Erkrankungen können sekundär ein Vermüllungssyndrom mit sich bringen, wie etwa Demenzen, hirnorganische Schädigungen oder Psychosen. Ursachen sind die durch die psychische Erkrankung bedingte Antriebsstörung und Vernachlässigung alltäglicher Aufgaben. Ebenso sind affektive Störungen, Alkoholismus und Impulskontrollstörungen in Betracht zu ziehen, bei denen es sekundär zu einer exzessiven Anhäufung von Gegenständen kommen kann (Steketee & Frost, 2014). Tabelle 1 fasst wichtige Differenzialdiagnosen und ihre Unterscheidungsmerkmale zu pathologischem Horten zusammen.

Differenzialdiagnose zu Diogenes- oder Vermüllungssyndrom

Differenzialdiagnostisch bedeutsam ist schließlich noch das „Diogenes-Syndrom" oder „Vermüllungssyndrom". Dieses ist durch Vernachlässigung des körperlichen Erscheinungsbildes und des Wohnumfelds sowie durch starken sozialen Rückzug gekennzeichnet. Die Vernachlässigung des Wohnbereiches kann sich allerdings auch in unhygienischen Lebensbedingungen äußern, ohne dass sie mit der Ansammlung von Gegenständen einhergehen muss. Hilfe von außen wird zumeist vehement abgelehnt, da die Problematik vonseiten des Betroffenen nicht als solche erkannt wird. Während man früher eher von einem eindimensionalen Phänomen ausging, nimmt man heute eine Vielzahl unterschiedlicher Hintergründe und Ursachen wie zerebrale Erkrankungen, körperliche Behinderungen, schwere Persönlichkeitsstörungen und psychiatrische Störungen an (Snowdon, Shah & Halliday, 2007).

Tabelle 1: Differenzialdiagnose des pathologischen Hortens (siehe auch Pertusa et al., 2010)

Störung	Merkmale	Differenzialdiagnostische Aspekte
Demenz	Bedingt durch eine Krankheit des Gehirns mit folgenden Störungsbereichen: Gedächtnis, Denken, Orientierung, Auffassung, Rechnen, Lernfähigkeit, Sprache und Urteilsvermögen, Veränderungen der emotionalen Kontrolle, des Sozialverhaltens oder der Motivation	Häufiger mit anderen Auffälligkeiten, wie z.B. Verhaltensstereotypien und Hyperphagie (Fresssucht) gekoppelt
Erkrankungen und Verletzungen des Gehirns	siehe Merkmale Demenz	Horten geschieht weniger absichtsvoll, ist selten durch emotionale Bindung oder hohen intrinsischen Wert der Besitztümer geprägt
Alkohol- und Drogenabhängigkeit	Abhängigkeitssyndrom, Entzugssyndrom, Psychotische Störung	Horten als Folge der Fixierung auf Suchtmittel und Vernachlässigung anderer Lebensbereiche
Schizophrenie	Gedankeneingebung, -entzug, Beeinflussungswahn, unangemessener oder unrealistischer Wahn, Halluzinationen, Gedankenabriss, Haltungsstereotypien, negative Symptome (z.B. Apathie)	Horten eher als ein repetitives Verhaltensmuster unter vielen anderen Symptomen wie etwa mangelnde Hygiene und Selbstverwahrlosung (siehe auch Diogenes-Syndrom auf S. 8)
Schizotype Störung	Kalter Affekt, Anhedonie, seltsames, exzentrisches Verhalten, Tendenz zu sozialem Rückzug, paranoide oder bizarre Ideen, zwanghaftes Grübeln, Denk- und Wahrnehmungsstörungen, gelegentlich vorübergehende Halluzinationen und wahnähnliche Ideen Entwicklung und Verlauf entsprechen einer Persönlichkeitsstörung	Horten als gelegentliches Begleitphänomen allgemein exzentrischen und teilweise bizarr anmutenden Verhaltens
Depression	Gedrückte Stimmung, Interessensverlust, Freudlosigkeit, Antriebsverminderung, erhöhte Ermüdbarkeit	Horten oftmals sekundär als Unfähigkeit, Dinge wegzuwerfen, resultierend aus schwerer Antriebslosigkeit oder Unfähigkeit, Entscheidungen zu treffen

Tabelle 1: Fortsetzung

Störung	Merkmale	Differenzialdiagnostische Aspekte
Bipolare Störung	Episoden mit gehobener Stimmung, vermehrtem Antrieb und Aktivität (Manie); Episoden mit Stimmungssenkung, vermindertem Antrieb und Aktivität (Depression)	Anhäufung von Gegenständen als Folge exzessiven Erwerbs im Rahmen manischer Episoden
Zwangsstörung	Wiederkehrende Zwangsgedanken und -handlungen Zwangsgedanken (ich-synton): stereotype, als sinnlos erlebte Vorstellungen und Impulse Zwangshandlungen: Wiederholung stereotyper, nicht als angenehm empfundener Handlungen oder Rituale, um Angst und Anspannung zu reduzieren	siehe S. 11 ff.
Anorexia Nervosa und Bulimia Nervosa	Körpergewicht mindestens 15 % unter dem erwarteten oder BMI < 17,5; Gewichts verlust ist selbst herbeigeführt Fressattacken, krankhafte Furcht dick zu werden, übertriebene Beschäftigung mit der Kontrolle des Körpergewichts	Gelegentliches Horten bezieht sich in der Regel auf Nahrungsmittel
Zwanghafte Persönlichkeitsstörung	Überdauerndes Muster, das durch andauernde Zweifel, übermäßige Beschäftigung mit Ordnung, Gewissenhaftigkeit, Perfektionismus, Pedanterie, Rigidität, Bestehen auf Unterordnung anderer und unerwünschte Gedanken und Impulse gekennzeichnet ist	Zwanghaftes Horten ist in der ICD-10 nicht Teil der Diagnose Laut DSM-5 bezieht sich das Horten bei dieser Persönlichkeitsstörung in erster Linie auf Gegenstände, in denen auch die Betroffenen keinen hohen Nutzen oder Wert erkennen
Genetische Störungen, z. B. Prader-Willi-Syndrom	Verzögerte oder unvollständige Entwicklung der geistigen und körperlichen Fähigkeiten	Andere Auffälligkeiten stehen im Vordergrund, wie z. B. Hyperphagie und Hamstern von Nahrungsmitteln bei Prader-Willi-Syndrom

Merke

Die Mehrheit der Patienten mit pathologischem Horten zeigt keine Symptome von Selbstvernachlässigung und Verwahrlosung, sodass eher von getrennten klinischen Erkrankungsbildern auszugehen ist (Pertusa et al., 2010).

Animal Hoarding

Eine Sonderstellung nimmt auch das „Animal Hoarding" ein. Bei dieser speziellen Form des Hortens, die eine Subgruppe des pathologischen Hortens nach DSM-5 darstellt, wird eine große Zahl von Tieren auf engem Raum gesammelt; dabei sind die Besitzer durch die Menge der Tiere nicht mehr in der Lage, Minimalstandards bzgl. Hygiene oder Versorgung mit Nahrungsmitteln einzuhalten. Paradoxerweise geschieht das Horten der Tiere unter unwirtlichen Bedingungen oftmals aus einem hohen Verantwortungsgefühl heraus. Die Betroffenen meinen, die Lebewesen aus einem vermeintlich schädlichen Umfeld retten und vor Unfällen, Fehlverhalten der Mitmenschen oder unwirtlichen Lebensbedingungen schützen zu müssen. Auch wenn man annehmen könnte, dass Animal Hoarding aufgrund der zugrunde liegenden Befürchtungen und dem damit verbundenen Verantwortungserleben häufiger bei Menschen mit Zwangsstörung auftritt, leiden neuen Studien zufolge nur sehr wenige Zwangspatienten (0,5 %) unter dieser Erkrankung (Campos-Lima et al., 2015).

Abgrenzung zum Messie-Syndrom

Im Umgangssprachlichen wird auch häufig der Begriff „Messie-Syndrom" (von „mess", engl.: Chaos, Unordnung) verwendet. Zwischen pathologischem Horten und dem Messie-Syndrom gibt es einen breiten Überlappungsbereich; allerdings erstreckt sich die Desorganisation beim Messie-Syndrom nicht nur auf die Ordnung im Wohnbereich, sondern auch auf das Einhalten von Terminen, die soziale Einbindung und die Umsetzung von Handlungsplänen im Allgemeinen. Anders als pathologische „Horter" laufen „Messies" dagegen nicht so sehr Gefahr, unter zwanghaftem Kaufverhalten zu leiden (Pritz et al., 2009).

1.5.2 Abgrenzung zur Zwangsstörung

Sammeln im Rahmen von Zwangsstörungen

Gelegentlich leiden Menschen unter bestimmten Zwangssymptomen, die sich nicht direkt auf das Horten beziehen, jedoch *die Anhäufung von Gegenständen nach sich ziehen.*

Fallbeispiele

- So litt beispielsweise einer unserer Patienten unter massiven Kontrollzwängen, da er ständig fürchtete, auf Alltagsgegenständen versehentlich indiskrete Informationen hinterlassen zu haben. Um sichergehen zu können, keine persönlichen Nachrichten preisgegeben zu haben, hob er benutzte Papiere jeglicher Form, von der Tageszeitung bis hin zur Butterbrottüte, sorgfältig in den eigenen vier Wänden auf.

- Eine andere Patientin mit starken Kontaminationsängsten konnte Kleider, die sie außerhalb des Hauses getragen hatte, nicht ein zweites Mal verwenden – selbst dann, wenn sie sie bei 100 Grad in der Waschmaschine gereinigt hatte. Ebenso waren Schuhe, Taschen oder Bücher nach Verlassen des Hauses derart kontaminiert, dass sie sie innerhalb der Wohnung nicht mehr benutzen konnte. Sie verwahrte daher alle „verunreinigten" Alltagsgegenstände in großen Behältnissen auf, die sie nie mehr öffnete. Da es ihr aus Sicht ihres Zwangssystems unmöglich schien, die kontaminierten Dinge wegzugeben oder wegzuwerfen, füllte sich zunächst der Keller mit Aufbewahrungskisten bis an die Decke. Nach und nach opferte sie auch weniger benutzte Ecken ihrer Wohnung dafür, bis es schließlich nur noch ganz wenige „saubere" Bereiche gab, die von den Sammelboxen verschont blieben.
- Ein anderer Patient erstellte täglich ein schriftliches Protokoll des gesamten Tagesablaufs, was ihm subjektiv Sicherheit gab, sich nicht unangemessen verhalten zu haben, und konnte diese Protokolle, die er nie wieder ansah, selbst nach Jahrzehnten, nicht mehr wegwerfen.

In diesen Fällen handelt es sich um Sammelzwänge im Rahmen einer schweren Zwangsstörung.

Merkmale von zwangsbedingtem Horten

In der Begleitung von Menschen mit zwangsbedingtem und mit pathologischem Horten fällt auf, dass das Wegwerfen von Gegenständen bei ersteren in der Regel mit Angst und Anspannung einhergeht. Dies können auch Reaktionen von Menschen mit pathologischem Horten sein; häufiger sind jedoch auch andere Gefühle wie Ärger oder Trauer zu beobachten. Der Kasten listet weitere Merkmale auf, die für Zwangsstörungen mit sekundärem Horten kennzeichnend sind (vgl. Pertusa et al., 2010):

Merkmale für Zwangsstörungen mit sekundärem Horten

- Das Horten geschieht sekundär aufgrund relativ klassischer Zwangsgedanken, die unwillentlich das Anhäufen bestimmter Gegenstände mit sich bringen (z. B. Magisches Denken in Bezug auf Wegwerfen, Zwangsgedanken bzgl. der Notwendigkeit zur Dokumentation diverser Lebensereignisse etc.).

und/oder

- Das Horten geschieht sekundär zur Vermeidung exzessiver Zwangshandlungen (z. B. starke Kontroll- oder Ordnungszwänge beim Wegwerfen).
- Das Horten von Gegenständen wird als unangenehm und teilweise problematisch erlebt; anders als beim pathologischen Horten ist der Erwerb nicht mit positiven Gefühlen verbunden.

- Das Horten geht mit intrusiven Gedanken einher (z. B. der Vorstellung, beim Wegwerfen peinliche Informationen offenzulegen) und hat stark ritualisierten Charakter.
- Die Betroffenen haben kein persönliches Interesse an den angesammelten Dingen und nehmen in der Regel auch keine Anstrengungen auf sich, um große Mengen dieser Dinge zu besorgen.

1.6 Komorbidität

Häufige Komorbiditäten

Pathologisches Horten geht mit einer Vielzahl von Komorbiditäten einher. So leidet etwa die Hälfte der Betroffenen unter komorbiden *affektiven Störungen*, jeder dritte Betroffene erfüllt gleichzeitig die Kriterien für eine *soziale oder generalisierte Angststörung*. Darüber hinaus sind Persönlichkeitsakzentuierungen und -störungen in Richtung vermeidender, paranoider und schizotyper Züge häufig, welche die Behandlung verkomplizieren können (Steketee & Frost, 2014).

Zwanghaftes Kaufverhalten

Interessanterweise zeigt das Komorbiditätsspektrum bei Menschen mit pathologischem Horten deutliche Unterschiede zum Komorbiditätsspektrum von Zwangsstörungen. So findet man z. B. viel häufiger „anschaffungsbezogene" *Impulskontrollstörungen* wie zwanghaftes Kaufen oder Kleptomanie. In einer bundesdeutschen Erhebung von Müller et al. (2009) litten etwa zwei Drittel der Betroffenen „Horter" gleichzeitig unter zwanghaftem Kaufen. In einer Studie von Frost und Kollegen (2015) an 878 „Hortern" und 665 Angehörigen erfüllten 65 % der Teilnehmer die Kriterien für exzessives Kaufen; 85 % gaben an, zu exzessiver Anschaffung von Gegenständen (d. h. käufliche und frei erhältliche Gegenstände zusammengenommen) zu neigen. Nach Angaben der Familienmitglieder war sogar bei 95 % der „Horter" eine exzessive Anschaffung von Gegenständen zu beobachten.

Merke

Steketee und Frost (2014) empfehlen, zwanghaftes Kaufverhalten bei vorliegendem pathologischen Horten nicht als eigenständige Diagnose zu vergeben, sondern als Teil der „Hort"-Symptomatik aufzufassen.

Zwanghaftes Kaufverhalten als Teil der Hort-Symptomatik

Soziale Phobie als komorbide Erkrankung

Auch die Häufigkeit *sozialer Phobie* ist insbesondere bei Männern mit zwanghaftem Horten im Vergleich zu klassischen Zwangsstörungen deutlich erhöht. Soziale Ängste bei Hortenden gehen häufig mit besonders ausgeprägtem Schamerleben einher und erschweren es den Betroffenen, nach adäquater Unterstützung bei der Entrümpelung ihrer Wohnung zu suchen. Darüber hinaus beschreiben manche Patienten mit pathologischem Horten ihre angehäuften Besitztümer wie eine Art Schutzwall, der Geborgenheit und Sicherheit vor den Ansprüchen eines als fordernd und teilweise beängstigend erlebten sozialen Umfelds bietet.

ADHS bei einem Viertel der Horter

Weiterhin leidet mehr als ein Viertel der Menschen mit pathologischem Horten gleichzeitig unter einer Aufmerksamkeitsdefizit-/Hyperaktivitätsstörung (ADHS), während es bei klassischen Zwangsstörungen nur etwa 3 % der Patienten sind (Frost et al., 2011). Die hohe Komorbiditätsrate wird unter anderem damit erklärt, dass die bei ADHS zu beobachtende Neigung zur Desorganisation häufig auch zur Vernachlässigung einer äußeren Ordnungsstruktur und mangelnden Prioritätensetzung im Umgang mit Gegenständen führt.

Komorbiditäten

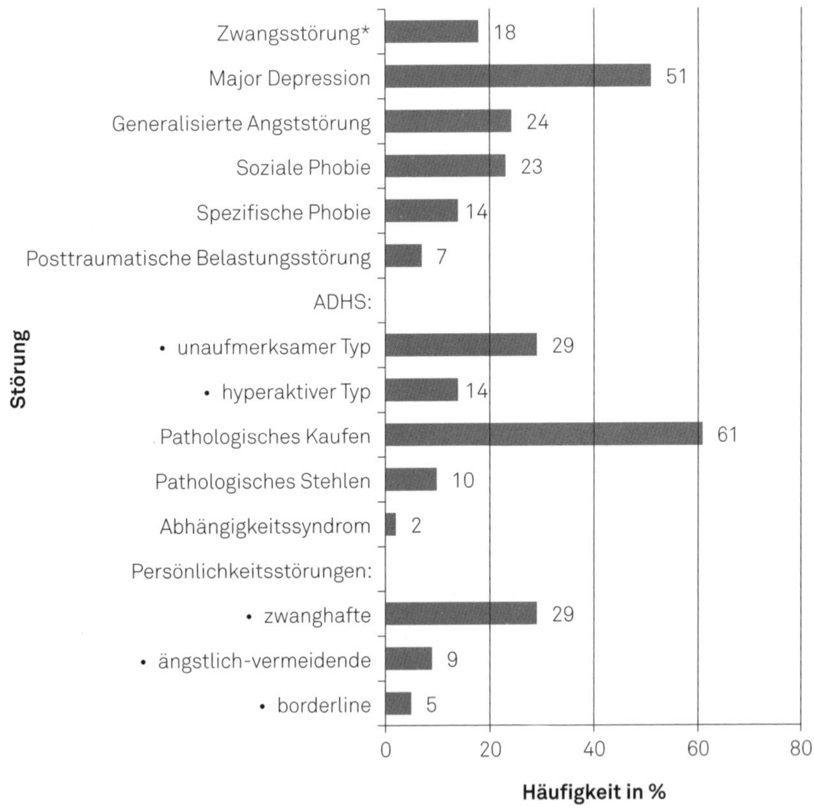

Anmerkung: *Geschlechtsunterschiede bei Zwangsstörung: Männer 28 %, Frauen 15 %

Abbildung 2: Komorbiditäten pathologischen Hortens. Dargestellt sind die Punktprävalenzen komorbider Störungen bei 217 Probanden mit pathologischem Horten (aus Frost, Steketee & Tolin, 2011).

Wie die Abbildung 2 zeigt, erfüllt darüber hinaus nur annähernd jeder fünfte Patient mit zwanghaftem Horten gleichzeitig die Diagnose einer Zwangsstörung.

Merke

Pertusa und Mitarbeiter (2010) schlagen für den Fall eines komorbiden Auftretens von pathologischem Horten und Zwangssymptomen einen zweistufigen, konservativen Ansatz vor, bei dem zunächst lediglich die Zwangsstörung diagnostiziert wird, sofern die Kriterien zutreffen. Wenn sich trotz leitliniengerechter störungsspezifischer Behandlung der Zwangserkrankung und Besserung der zugrunde liegenden Symptome weiterhin klinisch bedeutsame Symptome pathologischen Hortens ergeben, sollte pathologisches Horten als komorbide Diagnose in Betracht gezogen werden.

Faustregel zur Diagnostik bei gleichzeitigem Horten und Zwangsstörung

1.7 Pathologisches Horten bei Kindern und Jugendlichen

Notwendigkeit für weitere Studien bei Kindern und Jugendlichen

Die Häufigkeit pathologischen Hortens ist bei Jugendlichen bisher kaum untersucht worden. Es liegt lediglich eine größere Untersuchung von Ivanov und Mitarbeitern vor, die eine Häufigkeit von 2 bis 3,7 % bei einer Stichprobe von knapp 4 000 Jugendlichen im Alter von 15 Jahren fanden, die Teil einer großen Zwillingsstudie in Schweden waren (Ivanov et al., 2013). Eine weitere Studie berichtet eine Häufigkeit von bis zu 10 % bei Kindern im Alter von 6 bis 12 Jahren (Alvarenga et al., 2015). Zu dieser Einschätzung gelangte man durch Befragung der Eltern, denen man folgende Frage stellte: „Hat Ihr Kind viele Dinge oder nutzlose Objekte gesammelt oder aufbewahrt?“ Natürlich ist unklar aufgrund einer solchen Screening-Frage herauszufinden, wie viele dieser Kinder Kriterien für ein pathologisches Sammeln und Horten erfüllt hätten. Allerdings zeigen die Untersuchungen, dass es durchaus Hinweise dafür gibt, dass übertriebenes Sammeln und Horten bereits frühzeitig im Kindes- und Jugendalter auftreten kann. Wie bei Erwachsenen stellt sich auch die Frage, ob bei Kindern und Jugendlichen pathologisches Horten als eigenständige Erkrankung oder als Teilsymptom einer klinisch manifesten Zwangsstörung auftritt. Bei bisherigen Studien traten Symptome von pathologischem Horten bei 6 bis 48 % von Kindern und Jugendlichen mit Zwangsstörung auf (Morris et al., 2016). Insgesamt verdeutlichen die Untersuchungen die Notwendigkeit, künftig valide Messinstrumente für pathologisches Horten auch bei Kindern und Jugendlichen zu entwickeln.

2 Störungstheorien und -modelle

Kognitiv-behaviorales Störungsmodell

Am prominentesten ist das *kognitiv-behaviorale Modell* des pathologischen Hortens (vgl. Frost & Hartl, 1996; Steketee & Frost, 2003; Tolin et al., 2007), das sich auch gut eignet, um Patienten mit den Zusammenhängen ihrer Erkrankung vertraut zu machen. Die verschiedenen Faktoren des Modells wurden inzwischen durch eine Vielzahl an Studien bestätigt (vgl. hierzu auch die Karte „Allgemeines Modell des pathologischen Hortens" am Ende des Buches).

Allgemeine Vulnerabilitätsfaktoren für pathologisches Horten

Wie bei anderen psychischen Erkrankungen auch, werden zunächst (1) *allgemeine Vulnerabilitätsfaktoren* angenommen:

Dysfunktionale Grundüberzeugungen

a) *Persönlichkeit und Lerngeschichte.* Man geht davon aus, dass *dysfunktionale Grundüberzeugungen* eine bedeutsame Grundlage für die Entstehung pathologischen Hortens bilden. Dies können negative Selbstbilder sein, wie etwa die Vorstellung, nicht liebenswürdig oder unfähig zur Bewältigung von Alltagsanforderungen zu sein (z. B. durch wiederholte Erfahrung von Hilflosigkeit), oder aber auch verinnerlichte *Werte* aus der Herkunftsfamilie und *Modellverhalten* der primären Bezugspersonen bzgl. des Umgangs mit materiellen Dingen. Manche Patienten berichten von Herkunftsfamilien, in denen das Wegwerfen intakter Gegenstände verpönt war; einige wuchsen bereits in recht vollgestellten Wohnungen auf. Andere erleben ihr Sammeln und Horten eher als persönliche Freiheit, da sie in einem sehr ordentlichen, fast spartanisch eingerichteten oder klinisch-sterilen Umfeld aufgewachsen sind. Hinzu kommen *Persönlichkeitseigenschaften* wie etwa Perfektionismus, eine dependente oder unsicher-vermeidende Persönlichkeitsstruktur. Ein dritter Bereich sind häufig *komorbide Erkrankungen*, z. B. Depressionen, Angst- oder Belastungsstörungen. Auch körperliche Erkrankungen, die neben der intrapsychischen Belastung oft die Mobilität und den Handlungsradius einschränken, sind gelegentlich von Bedeutung. So können sich persönliche Standards für den Zustand einer Wohnung allmählich verschieben, wenn die Entsorgung von Gegenständen mühsam wird. Darüber hinaus kann das Horten einen Versuch darstellen, die schwer zugängliche Außenwelt durch eine zunehmende Anzahl von Gegenständen quasi „nach Hause zu holen"; gelegentlich haben exzessive Online-Einkäufe eine Ersatzfunktion für alternative Verstärker inne.

Zur Pathologie des Hortens beitragende Persönlichkeitskeitsmerkmale

Komorbide psychische Störungen als Teilursache

Exekutive Schwierigkeiten und kognitive Defizite

b) *Probleme der Informationsverarbeitung.* Viele Menschen mit pathologischem Horten leiden generell unter leichten Schwierigkeiten, die Aufmerksamkeit über längere Zeit aufrechtzuerhalten, Dinge zu ordnen und zu kategorisieren, Handlungen effektiv zu planen und umzusetzen, Entscheidungen zu fällen, sowie unter einer leicht beeinträchtigten Problemlösefähigkeit (vgl. Woody et al., 2014). Weiterhin findet man häufig geringfügige Defizite im Bereich visuell-räumlichen Lernens und des Arbeitsgedächtnisses.

Andererseits können aber auch kognitive Merkmale von Bedeutung sein, die grundsätzlich Ressourcen darstellen, wie etwa eine erhöhte Fähigkeit zu divergentem Denken und Kreativität, die vielfältige Nutzungsmöglichkeiten für Gegenstände denkbar macht (und somit das Wegwerfen erschwert).

Aus diesen Vulnerabilitätsfaktoren resultieren (2) *ungünstige Annahmen über die Bedeutsamkeit bzw. den Wert von Gegenständen.* Insbesondere drei übergeordnete *Bedeutungen persönlicher Besitztümer* werden beim pathologischen Horten immer wieder beobachtet:

Bedeutungen persönlicher Besitztümer

- Der Gegenstand hat eine *wichtige Funktion*, z.B. zur Selbstwertstärkung oder als vermeintliche Gedächtnisstütze für vergangene Erlebnisse,
- der Gegenstand hat einen starken *emotionalen Wert*, z.B., weil ich ihn wie einen Teil von mir selbst oder einer anderen Person wahrnehme, die mir viel bedeutet,
- der Gegenstand hat einen besonderen *ästhetischen Wert*, z.B. eine ungewöhnliche Oberflächenbeschaffenheit oder eine ansprechende Farbe, die ihn mir besonders kostbar erscheinen lässt.

Schuldgefühle und Verantwortung als zusätzliche Faktoren

Hinzu kommen *allgemeine Annahmen, die das pathologische Horten fördern*, wie etwa ein starkes *Verantwortungserleben* (ich kann nichts wegwerfen, weil ich mich sonst schuldig fühle, wenn ich es doch einmal brauche), ein ausgeprägtes Gefühl der *Verletzlichkeit* (meine Gegenstände geben mir Sicherheit und Nestwärme), sowie *Misstrauen in die eigene Gedächtnisleistung* (ohne Erinnerungsstücke ist ein Teil aus meinem Leben gelöscht).

Positive und negative Emotionen

Diese Annahmen lösen (3) *intensive negative Emotionen* wie Traurigkeit, Schuld oder Ärger in Zusammenhang mit dem Akt des Wegwerfens oder Verlierens von Gegenständen und *positive Emotionen* wie Freude, Stolz, eventuell sogar Begeisterung beim Erwerb von Gegenständen aus.

Positive und negative Verstärkung

Das pathologische Horten wird nun einerseits durch Vermeiden von aversiven Gefühlen beim Wegwerfen *negativ verstärkt.* Zum anderen findet gelegentlich eine *positive Verstärkung* statt, indem das Horten und Ansammeln als freudvoll erlebt wird – beispielsweise wenn ein sorgsam gehüteter Gegenstand sich plötzlich als nützlich erweist oder unverhofft Freude beim Betrachten bereitet. Durch diese Verstärkungsprozesse wird das Wegwerfen immer weiter vermieden.

Erstellung eines individuellen Störungsmodells

Gemeinsam mit dem Patienten kann ein individuelles Modell zum pathologischen Horten erstellt werden (vgl. Abb. 3 auf S. 18 und Abb. 7 auf S. 36, welche das Modell anhand eines Fallbeispiels darstellt).

Das kognitiv-behaviorale Modell stellt in Forschung und Praxis den verbreitetsten Ansatz dar. Dennoch sollen zwei weitere Zugangswege zur Symptomatik des pathologischen Hortens noch kurz erwähnt werden:

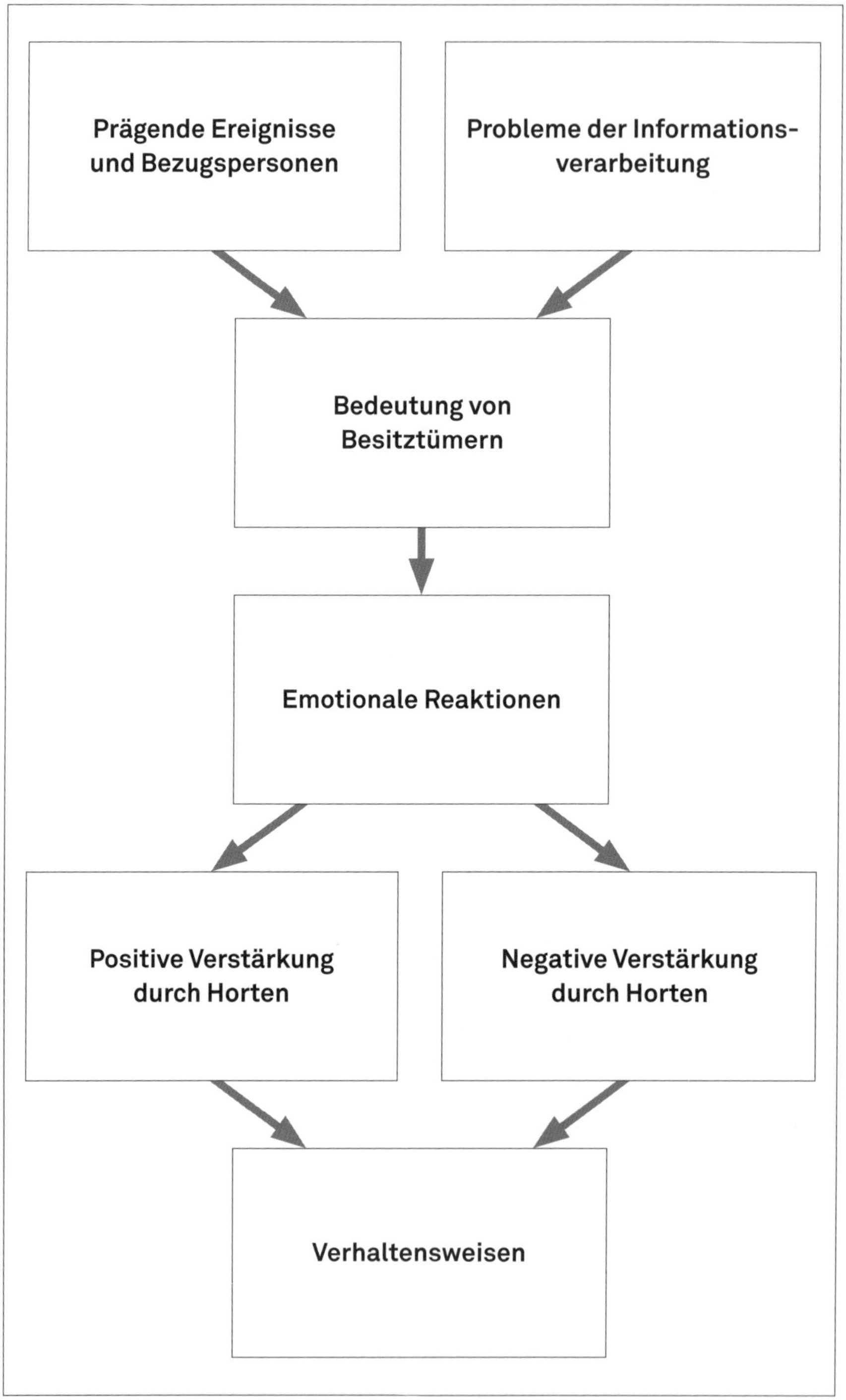

Abbildung 3: Kognitiv-behaviorales Modell des pathologischen Hortens

- *Psychodynamische Modelle* betrachten pathologisches Horten häufig im Kontext anankastischer Persönlichkeitsmerkmale. Berühmt geworden und oft zitiert ist die Triade aus „Ordentlichkeit, Sparsamkeit und Eigensinn", die Freud erstmals 1908 in seinem Werk *Charakter und Analerotik* beschreibt. Demnach neigen Menschen mit zwanghaften Persönlichkeitszügen zu einer gewissen Enge und Zurückhaltung auch in Bezug auf materielle Dinge, die von einer ausgeprägten Sparsamkeit über Geiz bis hin zu extremem Horten reichen kann. Wie Wunderlich (1996) ausführt, sind für das Besitzerleben orale und anal-retentive Impulse jedoch gleichermaßen von Bedeutung: Die oralen Impulse, etwas haben zu wollen, führen zur Aneignung des Gegenstandes, während die retentiven Impulse eher für die Verteidigung und Beibehaltung des Besitzes zuständig sind. Lang (2015) beschreibt anhand einiger Fallbeispiele verschiedene psychodynamische Erklärungsansätze für pathologisches Sammeln und Horten. So fungierte das zwanghafte Horten bei einer Patientin als nicht bewusste späte Rebellion gegen die Sauberkeitsdressur ihrer Stiefmutter. An anderer Stelle nahm das pathologische Horten die Funktion eines „Schutzwalls" gegen allzu große Nähe ein. Die existenzielle Bindung an eine Vielzahl von Objekten wird kompensatorisch zum Ausfüllen einer inneren Leere betrachtet. Nicht zuletzt kann das hartnäckige Horten nach Lang auch dazu dienen, die Vergänglichkeit allen Seins quasi auszuschalten: Durch das „Verräumlichen der Endlichkeit" wird diese scheinbar beseitigt; die existenziellen Erfahrungen des Abschiedes und Verlusts werden somit vermieden.

Psychodynamische Modelle: orale und anal-retentive Impulse zur Erklärung des Hortens

- *Neurobiologische und neuropsychologische Studien* betonen, dass pathologisches Horten von speziellen neurobiologischen Merkmalen und neurokognitiven Beeinträchtigungen geprägt ist. Somit vertiefen diese Ansätze in erster Linie einen Teilaspekt des kognitiv-behavioralen Modells. Es wird davon ausgegangen, dass maßgeblich Bereiche beeinträchtigt sind, die die Emotionsregulation, Aufmerksamkeitsleistungen und Entscheidungsfindung steuern. Wie Grisham und Baldwin (2015) allerdings anmerken, sind vermutlich insbesondere Wechselwirkungen zwischen den einzelnen Funktionsbereichen sowie zwischen subjektiven Beeinträchtigungen (z. B. verringertes Vertrauen in das eigene Langzeitgedächtnis) und objektiven Leistungseinbußen von Bedeutung. Anhand von Studien mit bildgebenden Verfahren und neuropsychologischen Untersuchungen hat man vor allem den anterioren präfrontalen und anterioren cingulären Cortex in Verdacht (Saxena, 2008). Die Ergebnisse sind jedoch bislang noch nicht konsistent, was vermutlich auch durch die heterogenen Patientengruppen in den unterschiedlichen Studien mitbedingt ist. Ebenso deuten neuere Untersuchungen darauf hin, dass die neuropsychologischen Unterschiede zwischen Patienten mit Zwangsstörung mit und ohne komorbidem pathologischen Horten sowie Patienten mit „reinem" Horten nicht so deutlich sind, wie verschiedentlich angenommen (Morein-Zamir et al., 2014).

Neurokognitive Besonderheiten bei Menschen mit pathologischem Horten

3 Diagnostik und Indikation

3.1 Diagnostische Kriterien

Diagnosekriterien nach DSM-5

Nachdem pathologisches Horten 2013 erstmals als eigenständige Kategorie in das DSM-5 aufgenommen wurde, sind sechs diagnostische Kriterien ausschlaggebend, die im folgenden Kasten dargestellt sind. Außerdem kann noch näher spezifiziert werden, ob es sich nicht nur um Probleme beim Wegwerfen von Gegenständen handelt, sondern auch um exzessives Beschaffen von Dingen, die eigentlich nicht gebraucht werden oder für die kein Platz vorhanden ist. Ebenso kann der Grad der Einsichtsfähigkeit in die Sinnlosigkeit und Unangemessenheit der Vorstellungen und Verhaltensweisen, die sich auf das Horten beziehen, mithilfe einer dreistufigen Skala eingeschätzt werden. Gemäß Steketee und Frost (2014) ist nur bei wenigen Betroffenen von fehlender Einsichtsfähigkeit auszugehen. Oftmals handelt es sich bei unrealistischen oder unangemessenen Annahmen bzgl. der eigenen Symptomatik bei genauerem Hinsehen z.B. um Defensivmechanismen zum Schutz vor Erwartungen der Angehörigen, die auf eine Entsorgung der Gegenstände drängen.

Diagnostische Kriterien für Pathologisches Horten nach DSM-5

A. Anhaltende Schwierigkeit, Gegenstände wegzuwerfen oder sich von ihnen zu trennen, unabhängig von deren tatsächlichem Wert.
B. Diese Schwierigkeit ist zurückzuführen auf das empfundene Bedürfnis, die Gegenstände aufheben zu müssen, und auf ein mit dem Wegwerfen verbundenes Unbehagen.
C. Die Schwierigkeit, Gegenstände auszusondern, führt zu einer Anhäufung von Dingen, die aktive Wohnbereiche überfüllen und vermüllen und deren eigentliche, zweckmäßige Nutzung erheblich beeinträchtigen. Falls einzelne Wohnbereiche in ordentlichem Zustand sind, ist dies meist auf das Einwirken Dritter (z.B. Familienmitglieder, Reinigungskräfte, Autoritäten) zurückzuführen.
D. Das Horten verursacht in klinisch bedeutsamer Weise Leiden oder Beeinträchtigungen in sozialen, beruflichen oder anderen wichtigen Funktionsbereichen (inklusive der Aufrechterhaltung eines für sich und andere sicheren Umfelds).
E. Das Horten ist nicht auf eine andere medizinische Erkrankung zurückzuführen (z.B. Gehirnverletzungen, zerebrovaskuläre Erkrankungen, Prader-Willi-Syndrom).

F. Das Horten kann nicht besser durch die Symptome einer anderen psychischen Erkrankung erklärt werden (z. B. Zwangsgedanken im Rahmen einer Zwangsstörung, verminderter Antrieb bei Major Depression, Wahnvorstellungen bei Schizophrenie oder bei einer anderen psychotischen Störung, kognitive Defizite bei einer neurokognitiven Störung, eingeschränkte Interessen bei einer Autismus-Spektrum-Störung).

Bestimme, ob:
Mit Exzessiver Beschaffung: Falls die Schwierigkeit, Gegenstände wegzuwerfen, mit exzessivem Beschaffen von Dingen einhergeht, die nicht gebraucht werden oder für die kein Platz vorhanden ist.

Bestimme, ob:
Mit Guter oder Angemessener Einsicht: die Person erkennt, dass die mit dem Horten verbundenen Überzeugungen und Verhaltensweisen (in Bezug auf die Schwierigkeit etwas auszusondern, der Vermüllung oder dem exzessiven Beschaffen) problematisch sind.

Mit Wenig Einsicht: Die Person ist größtenteils davon überzeugt, dass die mit dem Horten verbundenen Überzeugungen und Verhaltensweisen (in Bezug auf die Schwierigkeit etwas wegzuwerfen, dem Vermüllen oder dem exzessiven Beschaffen) trotz Gegenbeweisen nicht problematisch sind.

Mit Fehlender Einsicht/Wahnhaften Überzeugungen: Die Person ist vollkommen davon überzeugt, dass die mit dem Horten verbundenen Überzeugungen und Verhaltensweisen (in Bezug auf die Schwierigkeit etwas wegzuwerfen, der Vermüllung oder dem exzessiven Beschaffen) trotz Gegenbeweisen nicht problematisch sind.

Ausschluss organischer Ursachen

Wie dargestellt, müssen organische Ursachen ausgeschlossen werden. Dies ist besonders dann zu berücksichtigen, wenn die Symptomatik mit neu auftretenden neuropsychologischen Dysfunktionen einhergeht und die Betroffenen bereits ein fortgeschrittenes Alter haben.

Am Ende des Buches findet sich eine Karte, die als „Kurzanleitung für die Exploration" genutzt werden kann.

3.2 Diagnostische Verfahren und Dokumentation

Fragebogen zum zwanghaften Horten (FZH) als Screening-instrument

Bislang gibt es drei gängige diagnostische Verfahren, die sich für die klinische Praxis eignen. Das bekannteste Verfahren ist der *Fragebogen zum zwanghaften Horten* (FZH; Müller et al., 2009, vgl. Anhang, S. 74) – eine reliable, modifizierte deutsche Version des *Saving Inventory-Revised* (SI-R, Frost et al.,

2004), der in der Forschung häufig Verwendung findet. Auf diesem Fragebogen werden 19 Items abgebildet, die den folgenden drei Faktoren zugeordnet werden können: (1) Unordnung, (2) Schwierigkeiten, etwas wegzuwerfen, und (3) Erwerb. Er ist als Screeninginstrument zur Differenzierung zwischen zwanghaftem Horten und Sammeln ohne pathologischem Stellenwert gut verwendbar; zur internen Konsistenz wurden Werte für Cronbachs α zwischen .89 und .95 gefunden. Die Antwortskala reicht für jedes Item von 0 = geringe Symptomausprägung bis 4 = hohe Symptomausprägung. Zur Auswertung werden die Werte der einzelnen Items aufsummiert. Der mittlere Gesamtwert in der Bevölkerung liegt bei 9,20 (Standardabweichung: 9,60). Ab einem Wert über 28 kann man von zwanghaftem Horten sprechen.

Halbstrukturiertes Kurzinterview, Hoarding Rating Scale (HRS)

Als halbstrukturiertes Kurzinterview für einen ersten Überblick empfiehlt sich die *Hoarding Rating Scale* (HRS; Tolin, Frost & Steketee, 2010) mit nur fünf Items. Die Anwendung nimmt ca. 5 bis 10 Minuten in Anspruch. Eine vorläufige deutsche Übersetzung findet sich ebenfalls im Anhang (vgl. S. 79). Als klinisch relevant gilt ein Wert von mindestens 4 Punkten bei der ersten und zweiten Frage sowie von mindestens 4 Punkten bei zumindest einer der beiden Fragen 4 oder 5. Als Cut-off-Wert für das Vorliegen pathologischen Hortens wird ein Summenwert über alle Items von mindestens 14 Punkten gesehen. Der mittlere Gesamtwert bei gesunden Probanden liegt hierbei um 3,3 (Standardabweichung: 4,97).

Clutter Image Rating Scale

Eine anschauliche Skala stellt die *Clutter Image Rating Scale* (CIRS; Frost et al., 2008) dar, eine Bilderfolge mit jeweils neun Farbfotografien für die Bereiche Wohnzimmer, Schlafzimmer und Küche (vgl. einen Auszug aus der Skala in Abb. 4). Die Raumfotos sind nach verschiedenen Graden der Unordnung abgestuft, sodass das erste Foto das jeweilige Zimmer in ordentlichem und das neunte Foto das Zimmer in vermülltem Zustand abbildet. Die Skala ist im Therapiekontext gut verwendbar. So können Therapeut und Patient das Foto bestimmen, das der häuslichen Situation des Klienten am ehesten entspricht und den Therapieerfolg – z. B. mittels Handyfotos – im Prozess dokumentieren. Steketee und Frost (2014) empfehlen in ihrem Therapiemanual das kostenfreie Herunterladen der Bilderskalen von der *Treatment That Work*™-Homepage[1].

Saving Cognition Inventory zur Erfassung von Überzeugungen und Einstellungen

Neben den drei Inventaren lassen sich störungsspezifische Überzeugungen und Einstellungen, die beim Wegwerfen von Gegenständen auftreten, gut mit dem *Saving Cognition Inventory* (Steketee et al., 2003; deutsche, bislang nicht validierte Übersetzung als *German Saving Cognitions Inventory*, G-SCI, von Timpano et al., 2014) erfassen. Dieses enthält 24 Fragen, die jeweils auf einer

1 vgl. http://www.oxfordclinicalpsych.com/view/10.1093/med:psych/9780199334964.001.0001/med-9780199334964-appendix-22 (Zugriff am 25.09.2017)

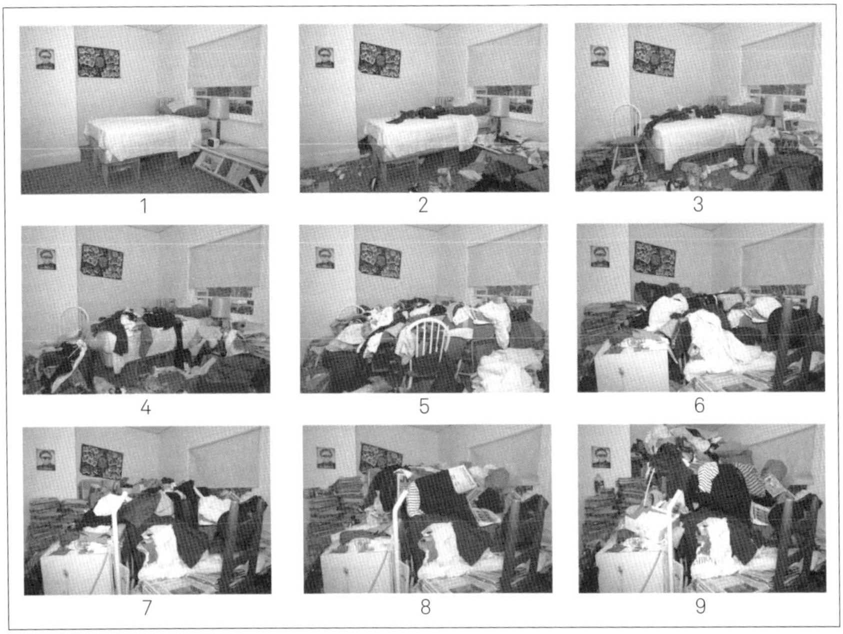

Abbildung 4: Bilderfolgen von einem Schlafzimmer – Auszug aus der *Clutter Image Rating Scale* (Frost, Steketee, Tolin & Renaud, 2008).

7-stufigen Likert-Skala beantwortet werden (α=.96). Zugrunde liegende Faktoren sind die emotionale Bindung an Gegenstände (z. B. „Wenn ich diesen Gegenstand verliere, ist es, als ob ich einen Freund verliere", α=.95), die Kontrolle (z. B. „Niemand hat das Recht, meine persönlichen Gegenstände anzufassen", α=.86), die Rolle der Verantwortung (z. B. „Falls dieser Gegenstand für jemand anders nützlich sein könnte, dann bin ich dafür verantwortlich, ihn aufzubewahren", α=.90) sowie der Erinnerung („Mein Gedächtnis ist so schlecht, dass ich diesen Gegenstand sichtbar vor Augen haben muss, weil ich sonst etwas vergesse", α=.89).

Messie-House-Index zur Einschätzung des Schweregrades

Schließlich stellt der *Messie-House-Index* (MHI) von Schmidt (2009) ein relativ nützliches Maß zur Einschätzung des Schweregrades dar, das im deutschsprachigen Raum ebenfalls gebräuchlich ist. Zur Ermittlung dieses Index werden die frei begehbaren Flächen in einer Wohnung perzentil zur Gesamtfläche in Bezug gesetzt und in eine 10-stufige Rangskala umgewandelt. Der Normalbereich umfasst einen MHI von 0 (Gesamtfläche ist frei begehbar) bis maximal 4 (von der Gesamtfläche sind 40 % belegt und nur 60 % frei begehbar). Im Grenzbereich von ca. 5 MHI können die Betroffenen schon einen gewissen Leidensdruck und möglicherweise den Empfang von Gästen als beschämend wahrnehmen; insgesamt ist es jedoch noch möglich, die Wohnung zweckdienlich zu benutzen.

4 Behandlung

4.1 Das therapeutische Vorgehen

In früheren Studien wurden Patienten mit pathologischem Horten analog zu Patienten mit anderen Zwangsformen zumeist mit klassischer Reizkonfrontation mit Reaktionsverhinderung behandelt. Die Behandlungsmotivation war jedoch geringer als bei klassischen Zwangsinhalten (weshalb die diagnostische Einordnung pathologischen Hortens als Subtyp von Zwangsstörungen neben anderen Aspekten auch infrage gestellt wurde), und die Drop-out-Raten lagen deutlich höher (für eine Übersicht siehe Williams & Viscusi, 2016). Dies ist zum größten Teil den emotionalen und kognitiven Besonderheiten, wie z. B. den Schwierigkeiten beim Planen und Organisieren von Dingen sowie der oben erwähnten übermäßig starken Bindung an Besitztümer zuzurechnen, die bei diesem Krankheitsbild häufig auftreten.

Kognitive und emotionale Besonderheiten bei Menschen mit pathologischem Horten

Behandlungskonzept für Pathologisches Horten

Die im Folgenden dargestellte Psychotherapie orientiert sich eng an dem sehr gut ausgearbeiteten, jedoch nur auf Englisch erhältlichen Behandlungskonzept von Steketee und Frost (2014), das sich über 26 Sitzungen in einem Zeitraum von sechs Monaten erstreckt. Die Autoren betonen jedoch, dass in leichten Fällen auch bereits 15 Sitzungen ausreichend sein können, während besonders schwer erkrankte Patienten gelegentlich 30 Sitzungen und mehr benötigen. Das Behandlungskonzept fokussiert auf vier Hauptproblembereiche pathologischen Hortens, die auf dem kognitiv-behavioralen Modell beruhen:

Problembereiche pathologischen Hortens, die im Zentrum der Behandlung stehen

- Probleme der Informationsverarbeitung
- Exzessive emotionale Bindung an Besitztümer
- Ungünstige Überzeugungen bzgl. des Aufbewahrens
- Vermeidungsstrategien bzgl. des Wegwerfens

Individuelle Gewichtung der vier Behandlungssäulen

Aus den genannten Bereichen ergeben sich vier Säulen der Behandlung (vgl. auch Abb. 5):

1. Entwicklung eines effizienten und hilfreichen Systems zur Ordnung und Organisation der Besitztümer
2. Training der Widerstandsfähigkeit gegenüber „Verlockungen“ zur Anschaffung neuer Gegenstände
3. Kognitive Umstrukturierung in Bezug auf ungünstige Überzeugungen bzgl. der Besitztümer

4. Graduierte Exposition gegenüber den aversiven Gefühlen bei der Entscheidung zum Wegwerfen von Besitztümern.

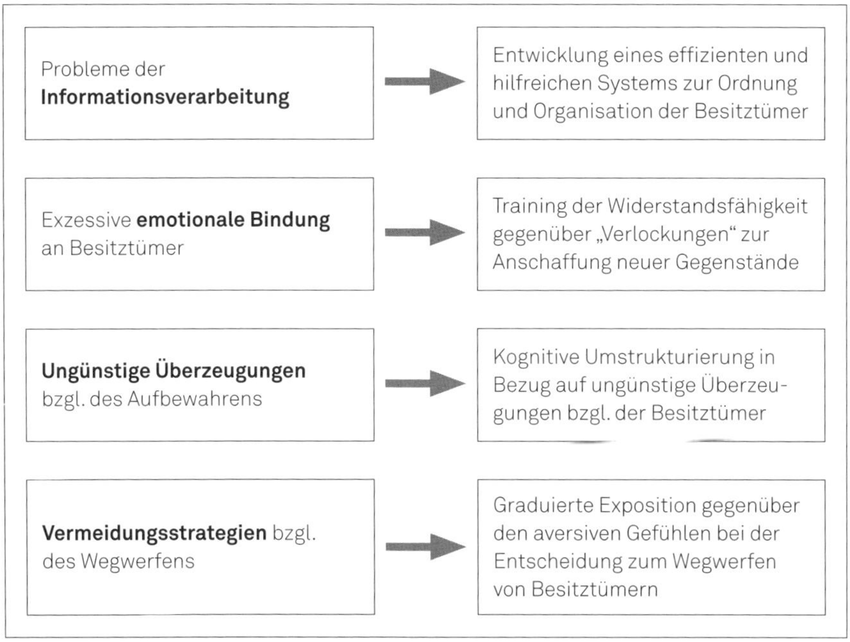

Abbildung 5: Behandlungskonzept des pathologischen Hortens: Hauptproblembereiche und Behandlungsstrategien

Therapeutisches Vorgehen

Tabelle 2 stellt dar, welcher Ablauf sich beim therapeutischen Vorgehen bewährt hat.

Tabelle 2: Ablauf der Behandlung

Phase	Inhalte
Anfangsphase: 3 bis 5 Stunden	• Diagnostik • Fallkonzeptualisierung und Planung der Behandlung • Bei motivationalen Schwierigkeiten z. B. Elemente des Motivational Interviewing • Evtl. Angehörigengespräche • Mindestens ein Hausbesuch
Interventionsphase: ca. 20 Stunden	• Identifikation und Modifikation dysfunktionaler Überzeugungen bzgl. des Sammelns und Hortens • Training von Organisations- und Planungsfertigkeiten • Widerstandsübungen bzgl. der Anschaffung von Dingen (z. B. im Kaufhaus) • Ordnen und Kategorisieren von Dingen • Exposition gegenüber Wegwerfen von Gegenständen
Abschlussphase: ca. 2 bis 3 Stunden	• Erhebung des Therapieerfolgs • Rückfallprophylaxe

Hausaufgaben als zentrales Element

Eine wichtige Rolle beim Behandlungskonzept spielen *Hausaufgaben*. Für Patienten ist es immer wieder wertvoll, sich zu vergegenwärtigen, dass zwischen zwei wöchentlichen Therapiesitzungen 267 Stunden liegen, die viel Raum für Veränderung und Entwicklung bieten. Sinnvolle Hausaufgaben können sich zum Beispiel auf das Ausfüllen von Gedankentagebüchern in Kauf- und Wegwerfsituationen, das Planen und Durchführen von Ordnungs- und Sortieraufgaben, das Durchführen von Widerstandsübungen und Entsorgungsexpositionen oder auch die gezielte Umsetzung alternativer positiver Aktivitäten im Alltag beziehen.

4.1.1 Anfangsphase – Diagnostischer Prozess, Psychoedukation und Zieldefinition

Die Ausgangssituation

Abbau von Scham- und Schuldgefühlen durch Psychoedukation

Viele Betroffene empfinden große Scham in Bezug auf ihre Symptome. Manche fühlen sich schuldig, da andere Personen durch ihre Symptomatik in Mitleidenschaft gezogen sind. So ist häufig der gesamte Familienalltag durch ihre Erkrankung beeinträchtigt, etwa wenn auch Kinder und Partner des Patienten keine Freunde mehr empfangen können, oder wenn die Küche unzugänglich geworden ist. Hinzu kommt, dass Menschen mit pathologischem Horten häufig mit Vorwürfen von Angehörigen zu kämpfen haben, die ihnen mangels besseren Wissens fehlendes Bemühen oder egoistisches Verhalten bei der Wohnraumgestaltung vorwerfen. Andere Patienten blicken auf eine lange Phase sozialer Isolation zurück, in der sie sich fast vollkommen hinter ihren Besitztümern verschanzt haben, ohne zwischenmenschlichen Austausch zu suchen. Einsicht in die Entstehung und Aufrechterhaltung der Erkrankung zu gewinnen, kann für die Patienten daher eine große Entlastung von Schuld- und Versagensgefühlen darstellen. Andere Betroffene kommen zunächst weniger aus eigener Motivation als auf Drängen ihrer Familie. Hier stellt die Erarbeitung eines plausiblen Störungsmodells oftmals einen ersten Schritt dar, um die Problemeinsicht zu stärken und Motivation für einen aktiven Veränderungsprozess in Gang zu setzen.

Perspektive der Patienten berücksichtigen

Mit Blick auf die therapeutische Beziehungsgestaltung erscheint es wichtig, auch bei der Zieldefinition die Perspektive des Patienten zu berücksichtigen und beispielsweise Formulierungen zu verwenden, die ihm passend erscheinen. Möchte er seine Wohnung „entmüllen“, „entrümpeln“ oder von Gegenständen „befreien“? Spricht er von seinen Gegenständen als „Habseligkeiten“, von denen er sich dennoch trennen will, oder etikettiert er seine Sammlung als „Schrott“?

Was tun bei motivationalen Schwierigkeiten?

Einsichtsfähigkeit ist bei den meisten Betroffenen gegeben

Steketee und Frost (2014) weisen darauf hin, dass „Horter“ in den meisten Fällen Einsicht in die Problematik ihres Verhaltens zeigen. So wiesen in einer Feldstudie an Patienten mit pathologischem Horten nur 3 % der Befragten keine Einsicht oder wahnhafte Überzeugungen bzgl. des Hortverhaltens auf. Oftmals wird Einsicht jedoch mit mangelnder Änderungsmotivation verwechselt, die eine intrapsychische oder interaktionelle Funktionalität des Hortens widerspiegeln kann. Noch häufiger begegnet man bei näherem Hinsehen überwertigen Vorstellungen bzgl. des Wertes und der Bedeutung von Gegenständen. So kann eine Patientin die ausnahmslose Aufbewahrung aller Kleider ihrer Kinder selbst übertrieben finden und sich für die ausufernde Kistenansammlung schämen. Die Vorstellung jedoch, eines der Kleidungsstücke eines Tages zu vermissen, fühlt sich für sie an, als verliere sie damit einen Teil ihres Kindes. Einem anderen Patienten ist die riesige Menge an Elektrokabeln und Adaptern peinlich, die er hortet. Gleichzeitig findet er die Vorstellung, ein bestimmtes Kabel für den Bedarfsfall nicht zur Hand zu haben, so unerträglich, dass er sich mit allen Mitteln weigert, seine Sammlung zu reduzieren. Nicht selten findet man auch festgefahrene defensive Verhaltensmuster, die ein aktives, lösungsorientiertes Vorgehen nach jahrzehntelangem Verharren in der beengten Wohnsituation deutlich erschweren: Die Betroffenen haben den Zugang zu alternativen Wegen der Selbstbehauptung verloren und klammern sich an „ihre Ordnung,“, obwohl sie selbst unter dem Chaos leiden, das sie täglich verteidigen.

Häufig dysfunktionale, defensive Bewältigungsmuster

Hindernisse für die Behandlungsmotivation genau explorieren

In Tabelle 3 sind zusammenfassend Faktoren zusammengestellt, die der Behandlungsmotivation häufig entgegenstehen. Die rechte Spalte erfasst Vorschläge zum Umgang mit diesen.

Tabelle 3: Faktoren, die Behandlungsmotivation einschränken können und Strategien zum Umgang mit diesen Faktoren

Belastungsfaktoren	Strategien
Destruktive Kritik und unzureichendes Gewähren von Autonomie für den Betroffenen durch Angehörige	Angehörigengespräche zur gemeinsamen Zieldefinition und Psychoedukation, Situationsanalysen
Fehlende Anreize zur Wohnraumgestaltung (Besuch etc.) durch soziale Isolation	Häufigere Hausbesuche durch Therapeuten; Stärkung des sozialen Netzes; nach Möglichkeit Anregen von zunehmenden Besuchen durch hilfreiche Familienangehörige, Bekannte oder Freunde
Ausgeprägte Vermeidung der eigenen vier Wände	Sammlung und schrittweise Etablierung angenehmer Aktivitäten, die im häuslichen Umfeld durchgeführt werden können; Imaginationsübungen zu einem als angenehm erlebten Zuhause

Tabelle 3: Fortsetzung

Belastungsfaktoren	Strategien
Körperliche Beschwerden und Antriebsmangel	Absprachen für graduelle Erhöhung der zeitlichen und körperlichen Beanspruchung treffen; Formulierung von Unterzielen und therapeutenbegleitete Realisierung der anvisierten Teilschritte
Komorbide Depression	Zunächst psychotherapeutische und/oder medikamentöse Behandlung der Depression; Verhaltensaktivierung

Ziel- und Werteklärung

In diesem Zusammenhang sind Übungen zur Ziel- und Werteklärung hilfreich. Dazu kann der Patient Collagen anfertigen, auf denen wichtige Werte in seinem Leben abgebildet sind, oder er kann zu Imaginationsübungen wie etwa dem „Rückblick aufs eigene Leben" oder zum Führen von Wertetagebüchern eingeladen werden, wie sie auch bei der Akzeptanz-und Commitment-Therapie (ACT) ausgeführt sind (vgl. Wengenroth, 2012). Die dabei identifizierten Werte (z.B. „Ich will meinen Kindern eine möglichst unbeschwerte Kindheit schenken"), können eine starke Antriebskraft für den Kampf gegen die Hortsymptomatik sein.

Visualisierungsübungen als Unterstützung bei der Zielfindung

Häufig helfen auch Visualisierungsübungen (vgl. S. 31ff.), die einen direkten Zugang zu aufgegebenen Wünschen oder Zielen bzgl. der Wohnsituation ermöglichen. Wie würde es sich anfühlen, wenn die Gegenstände alle an ihrem Platz wären und der Raum wäre frei? Was könnte der Patient tun, das er eigentlich möchte und nun schon lange nicht mehr tun konnte? Was würde das innerlich auslösen?

Ambivalenz des Patienten bezüglich Erkrankung thematisieren

Merke

In jedem Fall empfiehlt es sich, wahrgenommene Ambivalenzen auf Patientenseite klar anzusprechen. Dabei gilt es auch, nonverbale Signale von Zweifel wie Abwenden, Vermeiden von Blickkontakt, Seufzen oder Schweigen anzusprechen und die Patienten zur Äußerung der zugrunde liegenden Gefühle zu ermutigen.

Der Hausbesuch

Hausbesuche von zentraler Bedeutung

Neben *diagnostischen Fragebögen und Interviews* (HRS, FZH, vgl. Kapitel 3.2) sollten Patienten möglichst frühzeitig ermutigt werden, einem *Hausbesuch* des Therapeuten zuzustimmen, da der Zustand der Wohnung vor Ort wesentliche Informationen über die Schwere und Art der Symptomatik, insbesondere auch den Grad der Verwahrlosung, verbleibende Nutzbarkeit der Wohnung, Sicherheitsrisiken (z.B. versperrte Fluchtwege, große Mengen leicht brennbaren Materials) und die notwendigen Interventionen gibt. So verfügen Patienten in Extremfällen beispielsweise nicht einmal mehr über Strom oder einen funktionierenden Wasseranschluss, da sie aus Scham keinen Außenstehenden in die Wohnung lassen. Bei anderen werden Stapel unbezahlter Rechnungen über große Summen sichtbar, oder es zeichnet sich im Gespräch mit Angehörigen ab, dass einer oder mehrere der Angehörigen ebenfalls zu pathologischem Horten neigen. Gelegentlich sind auch Kinder im Haushalt des Patienten durch dessen Erkrankung so massiv betroffen, dass vorübergehend eine anderweitige Betreuung sinnvoll erscheint. In Notfällen, etwa wenn die Wohnung eines stationär behandelten Patienten weit entfernt liegt, können zumindest Handyaufnahmen von den Wohnräumen Aufschluss geben.

Manchmal sind Hilfsutensilien sinnvoll

Manchmal erscheint es unumgänglich, zunächst auf ein Einbeziehen Außenstehender (Handwerkerfirmen, Finanzberater, Sozialarbeiter) zur Entschärfung aktueller Problemsituationen hinzuwirken, was intensive Motivationsarbeit erfordern kann. Für den Fall besonders schwer ausgeprägter Symptomatik empfiehlt es sich, Hilfsutensilien wie etwa Schutzhandschuhe oder -kleidung zur Hand zu haben. Diese sollten jedoch aus naheliegenden Gründen erst dann aus der Tasche geholt werden, wenn ihr Einsatz unverzichtbar erscheint.

Einweihung von Familienangehörigen individuell gestalten

Allgemein hat es sich bewährt, zunächst einen *Rundgang* mit dem Patienten alleine durchzuführen und ggf. anschließend noch etwas Zeit für ein Gespräch mit Familienmitgliedern einzuplanen. Für eine erfolgreiche Therapie ist es von großer Bedeutung, dass Angehörige in die Therapieplanung eingeweiht sind und auf dysfunktionale Verhaltensweisen wie etwa das Abnehmen von Ordnungsaufgaben, Einkäufen und Wegwerfaktionen oder das Geben von Rückversicherungen verzichten. Erweisen sich Familienmitglieder als motiviert und einfühlsam, können sie nach Rücksprache mit dem Patienten auch die Funktion eines Coaches übernehmen, der die Betroffenen zu den notwendigen Schritten ermutigt. Während des Hausbesuchs kann die *Clutter Image Rating Scale* (vgl. Abb. 4 in Kapitel 3.2) ausgefüllt werden, wobei ein Wert von 6 oder mehr Punkten jeweils einen Hinweis auf eine schwere Symptomatik darstellt. Dabei hat es sich bewährt, dass Patient und Therapeut unabhängig voneinander eine Einschätzung vornehmen und anschließend ihre Ergebnisse vergleichen.

Steketee und Frost (2014) schlagen monatliche Termine in der Wohnung des Patienten, d.h. zu jeder vierten Therapiesitzung, vor. Erfahrungsgemäß ist solch ein Vorgehen, insbesondere bei langen Anfahrtswegen, in der therapeutischen Praxis nicht immer möglich. Es hat sich jedoch auch bewährt, etwa eine diagnostische Sitzung im häuslichen Umfeld zu Beginn und Ende der Therapie zu machen, die Wohnung gelegentlich gemeinsam zu bestimmten Expositionsübungen aufzusuchen und den Prozess ansonsten per Handy zu dokumentieren. Hausbesuche haben einen hohen diagnostischen und auch therapeutischen Wert und können die therapeutische Beziehung sehr fördern. Sollte dennoch ein Hausbesuch abgelehnt oder wegen zu großer Distanz zur Wohnung erschwert sein, sollten die Betroffenen gebeten werden, in einem ersten Schritt Fotos von allen Räumen inklusive Keller und Speicher anzufertigen und sie zur Sitzung mitzubringen.

Prozessdokumentation der wohnlichen Veränderungen per Handy

Vielen Patienten fällt es aus Scham nicht leicht, sich zu einem Hausbesuch des Therapeuten bereitzuerklären. Folgende Formulierung könnte hilfreich sein (in Anlehnung an Steketee & Frost, 2014):

Hausbesuche plausibel machen

> Um noch besser verstehen zu können, welche Beziehung Sie zu den Dingen haben, die Sie besitzen, ist ein Hausbesuch in der Regel sehr hilfreich. Wir können genau erforschen, was Ihnen durch den Kopf geht, und welche Gefühle dabei auftauchen, wenn Sie die Gegenstände direkt in der Hand haben oder anschauen. Sie können mir zeigen, wie der Alltag in Ihrer Wohnung aussieht, und inwieweit Sie möglicherweise Einschränkungen durch das Horten erleben, die Sie ändern möchten. Schließlich können wir auch Fotos von Ihren Zimmern machen, um die Veränderungen im Therapieverlauf anschaulich erfassen zu können. Haben Sie noch Fragen dazu?

Ein erster Lichtblick

Oftmals ergibt sich im Rahmen des ersten Hausbesuchs ein Hinweis darauf, welche kleine Aufgabe der Patient in einem ersten Schritt angehen könnte. Das mögen wichtige Wohnbereiche sein, wie z. B. das Freiräumen des Sofas als ehemals gemütlicher Ort, welchen der Patient baldmöglichst wieder benutzen möchte, oder das Ordnen bestimmter Gegenstände, wie etwa die Schuhe, die sich über mehrere Zimmer verteilen und sortiert werden wollen. Wichtig ist es, als erstes keine zu schwere Aufgabe auszuwählen, um erste motivierende Erfolgserlebnisse zu ermöglichen.

Kein zu hoher Schwierigkeitsgrad zu Beginn

Übersicht zur Diagnostik

Diagnostik via Interview, Hausbesuch und Fragebögen

Tabelle 4 gibt eine zusammenfassende Übersicht zu den wichtigsten diagnostischen Maßnahmen.

Gedankenprotokolle zur Ergänzung der Diagnostik

Für eine vertiefte Diagnostik eignen sich Gedankenprotokolle zur Erfassung typischer Triggersituationen und begleitender Reaktionen (vgl. Abb. 6 und Vorlage für das Arbeitsblatt im Anhang auf S. 81).

Tabelle 4: Diagnostik des pathologischen Hortens

Klinisches Interview	• Zeitliche Entwicklung der Symptomatik • Vorausgehende, auslösende und aufrechterhaltende Bedingungen • Biografische Anamnese und aktuelle Lebenssituation • Bisherige Bewältigungs- und Behandlungsversuche • Informationsverarbeitungsprobleme? • Subjektive Bedeutung der Gegenstände? • Annahmen über die Bedeutung des Wegwerfens? • Persönliche Ressourcen • Persönliche Ziele • Evtl. Angehörigengespräche
Hausbesuch	• Informationen: Zustand der Wohnung, Menge und Art der Gegenstände, Verhalten und geäußerte Gedanken des Patienten gegenüber Besitztümern • Dokumentation der Wohnsituation per Handy/Videokamera
Fragebögen	• Clutter Image Rating Scale • Messie House Index • Hoarding Rating Scale (HRS) • Fragebogen zum zwanghaften Horten (FZH)

Visualisierungsübung

Manche Patienten profitieren außerdem von *Visualisierungsübungen*, welche sich zur Erfassung des Leidensdrucks eignen (vgl. auch Hoffmann, 2004); darüber hinaus können sie die Änderungsmotivation stärken.

Schließen Sie die Augen. Spüren Sie die Sitzfläche, den Boden unter den Füßen, Ihr Aufrichtung nach oben ... Vielleicht möchten Sie eine Weile den Atem mit der Aufmerksamkeit verfolgen: im Nasenbereich, in der Brustregion oder im Bauch – einfach da, wo Sie den Atem am besten spüren ... Stellen Sie sich dann vor Ihrem inneren Auge so lebendig wie möglich einen wichtigen Raum in Ihrer Wohnung mit all den angesammelten Gegenständen vor. Achten Sie auf alle Gefühle von Anspannung oder Unwohlsein, während Sie wahrnehmen, wie vollgepackt oder zugestellt das Zimmer ist. Schätzen Sie innerlich den Grad des unangenehmen Gefühls auf einer Skala von 0 bis 100 (100 = massiv unangenehm) ein.

Als nächstes stellen Sie sich vor, dass Sie in die Zukunft reisen können. Stellen Sie sich vor, Sie öffnen eine Tür in die Zukunft und betreten diesen Raum drei Jahre später. Sie haben während der ganzen Zeit neue Gegenstände angesammelt und im Zimmer verteilt. Die Gegenstände bedecken alle Oberflächen und stapeln sich bis zur Decke. Die Schränke lassen sich nicht mehr schließen, weil sie ganz vollgepackt sind. Sie haben kaum mehr Platz, sich zu bewegen. Selbst die Fenster sind zugestellt, und es dringt kaum mehr Licht in die Wohnung. In der Luft liegt ein unangenehmer Geruch, und Sie spüren, dass Ihnen das Atmen schwerfällt. Schätzen Sie nun

Gedankenprotokoll				
Auslösesituation	**Gedanken zur Bedeutung des Gegenstandes**	**Gefühle und Köperreaktionen**	**Verhalten**	**Konsequenzen**
Suche einen Haarreifen für die Kommunion meiner Nichte, als ich einen Packen alter Preisschilder von Kleiderkäufen entdecke	Ich darf die Preisschilder nicht wegwerfen, sonst verliere ich den Überblick über den Wert der Kleider	Angst und Enge in der Brust	Preisschilder sortieren und mit Gummibändern zu Päckchen schnüren, in Schuhkarton legen	Kurzfristig Erleichterung Mittelfristig Unwohlsein, weil ein weiterer Schuhkarton auf dem Schreibtisch steht

Abbildung 6: Beispiel – Ausgefülltes Arbeitsblatt „Gedankenprotokoll"

wieder innerlich den Grad des unangenehmen Gefühls auf einer Skala von 0 bis 100 (100=massiv unangenehm) ein.

Stellen Sie sich nun vor, Sie öffnen eine andere Tür in die Zukunft und betreten den gleichen Raum in einem ordentlichen Zustand, da Sie sich entschieden haben, ihn von unnötigen Dingen zu befreien und aufzuräumen. Der Raum ist hell, die Luft ist frisch, und Sie haben viel Platz, um sich zu bewegen. Einige Dinge befinden sich noch in diesem Raum, aber in einem geordneten, sortierten, sauberen, übersichtlichen Zustand – jede Sache ist an ihrem Platz und nimmt den Raum ein, der ihr gebührt. Alles wirkt weit und frei. Lassen Sie den neuen Eindruck auf sich wirken. Schätzen Sie wieder das Ausmaß an Unwohlsein von 0 bis 100 ein.

Zur Dokumentation können die prozentualen Einschätzungen sowie die wahrgenommenen Gedanken und Gefühle auf einem Protokollbogen festgehalten werden.

Erstellung des individuellen Modells

Individuelles Erklärungsmodell gemeinsam erarbeiten

Auf der Basis der ausführlichen Diagnostik findet anschließend die Erstellung des individuellen Modells zum pathologischen Sammeln und Horten (vgl. Abb. 3 auf S. 18) statt, bei dem persönliche Vulnerabilitätsfaktoren, mögliche Probleme der Informationsverarbeitung sowie individuelle Bedeutungen von Besitztümern zusammengetragen werden. Dies könnte beispielsweise folgendermaßen eingeleitet werden:

Möglicherweise haben Sie sich selbst bereits häufiger die Frage gestellt, wie es dazu kommen konnte, dass Sie so viele Gegenstände zu Hause angehäuft haben und es Ihnen so schwerfällt, sie wegzuwerfen. Betroffenen fällt es oft leichter, das Horten effektiv zu bekämpfen, wenn sie die Ursachen dafür kennen und auch die Dinge, die sie möglicherweise am Horten festhalten lassen. Ich würde gerne nun ein Modell mit Ihnen erstellen, das Ihre persönlichen Einflussfaktoren auf das Horten erfasst, damit wir daraus eine hilfreiche Behandlung ableiten können.

Folgende Fragen können Aufschluss bringen:

- Im Laufe des Lebens können bedeutsame Ereignisse dazu führen, dass man zu viele Gegenstände ansammelt oder sich schwer davon trennen kann. Manchmal gibt es auch bestimmte Regeln in der Familie, die dazu beitragen, dass man später Dinge hortet. Fällt Ihnen dazu etwas aus Ihrer *Lebensgeschichte* ein?

- Viele Menschen, die zum Horten von Gegenständen neigen, berichten bestimmte Schwierigkeiten beim *Verarbeiten von Informationen*, z. B. dass es ihnen generell schwerfällt, Entscheidungen zu fällen, oder dass sie den Eindruck haben, sich nicht so gut auf das konzentrieren zu können, was sie gerade tun möchten, und leicht abgelenkt werden. Gibt es so etwas bei Ihnen?
- Um verstehen zu können, welche *Bedeutung Ihre Besitztümer* für Sie haben, möchte ich Ihnen ein paar Aussagen vorlegen *(siehe folgender Kasten; ggf. anhand konkreter Situation nachexplorieren und gemeinsam besprechen. Oder: eine Kiste mit typischen „gehorteten" Gegenständen aus einem der vollgestellten Zimmer mitbringen lassen und die genauen Gedanken und Gefühlen zu den Gegenständen explorieren).*

Relevante Emotionen und Kognitionen anhand konkreter Situation explorieren

- Erinnern Sie sich an eine Situation aus der letzten Zeit, in der Sie etwas wegwerfen wollten: Welche *Gedanken und Gefühle* gingen Ihnen durch den Kopf? Was haben Sie *getan*?
- Denken Sie an eine Situation aus der letzten Zeit, in der Sie etwas gekauft oder besorgt haben, das Ihnen in diesem Augenblick begehrenswert erschien: Können Sie sich noch erinnern, welche *Gedanken und Gefühle* aufgetaucht sind? Wie haben Sie sich *verhalten*?

Um die persönliche Bedeutung von Besitztümern zu klären, können folgende Überlegungen für die Patienten hilfreich sein:

Überlegungen zur Bedeutung von Besitztümern

Bedeutung der Besitztümer erfassen

- Empfinde ich Gegenstände häufig als zu schön und einzigartig zum Wegwerfen? (ästhetischer Wert)
- Habe ich oft den Gedanken, dass ich Gegenstände nochmals gebrauchen könnte? (vermeintlicher Nutzwert)
- Fühle ich mich durch die Gegenstände sicherer und geborgen? (Sicherheits- und Schutzwert)
- Fühle ich mich durch den Besitz der Gegenstände wertvoller und vollständiger? (Identität und Selbstsicherheit stiftender Wert)
- Habe ich eine enge Bindung an die Gegenstände, sodass sie mir fast wie liebgewonnene Freunde oder Teile von mir erscheinen? (sentimentaler Wert)
- Brauche ich das Gefühl, absolute Kontrolle über Gegenstände zu haben? (Kontrolle als Wert)
- Habe ich den Anspruch, alles richtig zu organisieren und aufzubewahren? (Fehlervermeidung als Wert)
- Fühle ich mich für die Gegenstände sehr verantwortlich? (verantwortungsbewusster Umgang mit Dingen als Wert)

Meistens erkennen Betroffene mehrere dieser Kategorien bei sich selbst wieder.

Individuelle Werte von Besitztümern identifizieren

Fallbeispiel

Eine unserer Patientinnen hatte z. B. eine starke emotionale Bindung an diverse, auch objektiv wertlose Gegenstände, weil diese sie an ihre verstorbene Mutter erinnerten. Wenn andere Menschen ihre Besitztümer berührten oder an andere Stelle rücken wollten, erlebte sie dies als enormen Kontrollverlust. Gleichzeitig fühlte sie sich mit den materiellen Erinnerungen an ihre Vergangenheit wertvoller – es war, als bildeten die Gegenstände einen wichtigen Gegenpol zur dominanten Art ihres Ehemanns, der ihr immer kompetenter erschien als sie selbst.

Fallkonzeptualisierung

Die erhobenen Informationen können schließlich in Form eines individuellen Modells (vgl. Abb. 3 auf S. 18) grafisch veranschaulicht werden. Basierend auf den oben genannten Fragen veranschaulicht Abbildung 7 das Modell zum pathologischen Horten anhand eines Fallbeispiels.

Zieldefinition

Ausgehend von dem Modell lässt sich eine gemeinsame *Zieldefinition* entwickeln.

Konkrete Zieldefinitionen entwickeln

Fallbeispiel

David plante, mit Unterstützung seiner Therapeutin *Strategien zur Aufmerksamkeitslenkung* zu üben. Außerdem entschied er sich dafür, die eigenen „Erinnerungshilfen", die bei ihm vor allem aus vielen alten Notizbüchern und Dokumenten vergangener Erlebnisse bestanden, auf ihre Nützlichkeit und Notwendigkeit hin zu überprüfen. Die Therapeutin schlug ihm weiterhin *kognitive Therapieelemente* vor, mit denen er seine Annahmen zur Bedeutung der Besitztümer etwas genauer unter die Lupe nehmen und ggf. hilfreichere Einstellungen entwickeln konnte. Schließlich einigte man sich auf *Expositions*übungen, mit deren Hilfe das Wegwerfen sowie der Verzicht auf die Anschaffung neuer Dinge in konkreten Alltagssituationen geübt werden konnten.

Da manche „Skills" der Informationsverarbeitung, wie z. B. die Fähigkeit zur Aufmerksamkeitslenkung auf das eigene Handeln, zum Lösen aus automatischen Verhaltensmustern in der Exposition von Bedeutung sind, empfiehlt es sich, erst diese Fertigkeiten zu trainieren, bevor Wegwerf-Expositionen durch-

Vor eigentlicher Exposition wichtige „Skills" trainieren

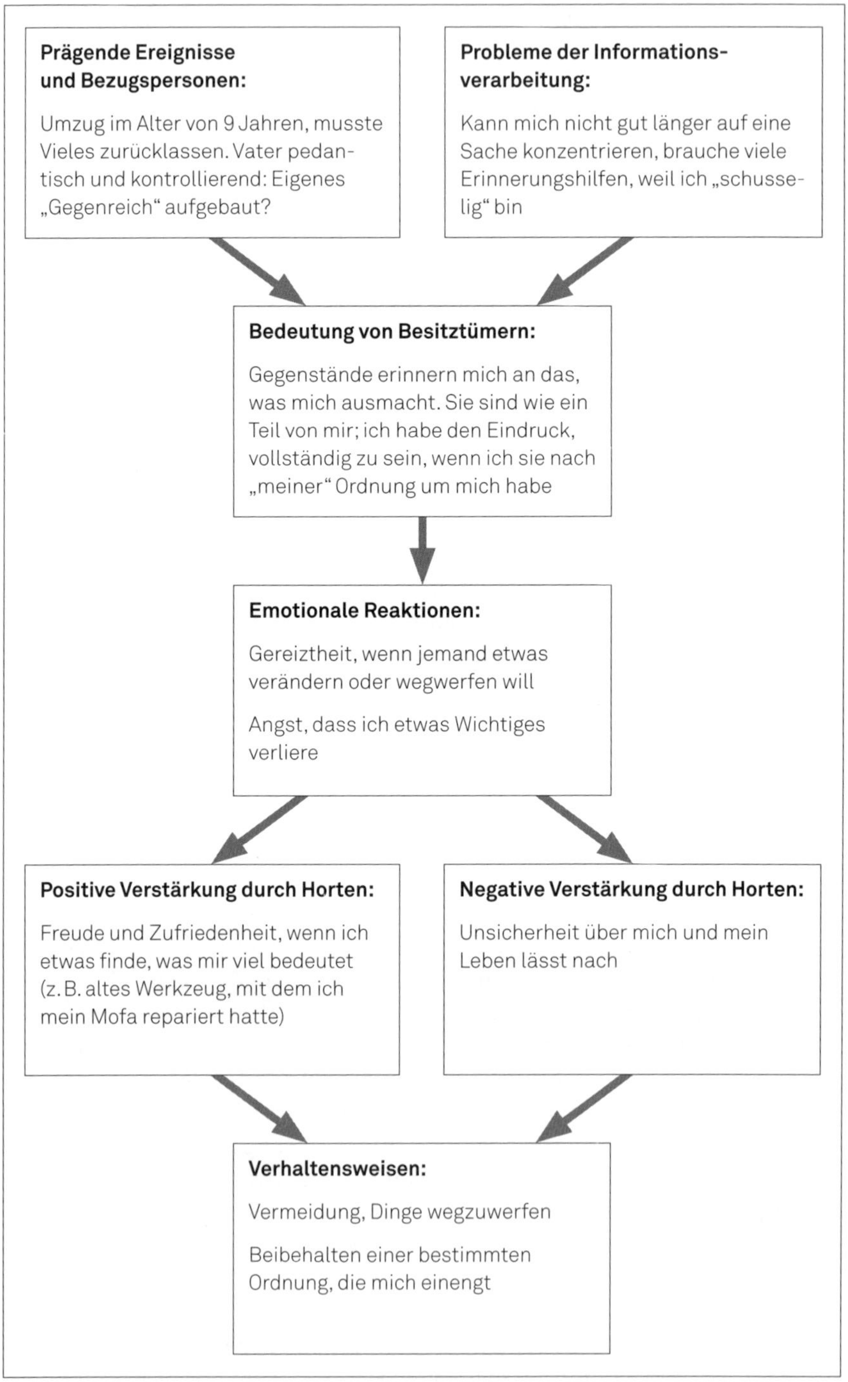

Abbildung 7: Individuelles Modell zum pathologischen Horten am Beispiel des 54-jährigen Davids

geführt werden. Auch das Erarbeiten und Gestalten alternativer positiver Aktivitäten und die Modifikation dysfunktionaler Kognitionen in Zusammenhang mit dem Sammeln und Horten sollten der Phase intensiver Exposition vorangestellt werden.

Merke

Generell gilt: Pathologisches Horten ist ein hartnäckiges Störungsbild, dessen Behandlung von den Betroffenen (und Therapeuten) viel Geduld und Mut erfordert. Das Erarbeiten von Verhaltensfertigkeiten, Emotionsregulationskompetenzen und hilfreichen Kognitionen sollte in den Anfangsphasen Priorität vor Wegwerf-Aktionen haben, um ein gutes Fundament zu schaffen.

Behandlungsvereinbarung als gemeinsame Vertrauensbasis

Unterstützend für eine gemeinsame Vertrauensbasis kann oftmals eine Behandlungsvereinbarung sein. Im Anhang auf Seite 82 und Seite 83 finden sich Vorschläge, wie eine solche Vereinbarung aussehen könnte. In der ersten Vereinbarung geht es um die Formulierung von Therapiezielen. In der zweiten Vereinbarung werden bewährte Behandlungsregeln aufgelistet, die es dem Patienten erleichtern sollen, sich auf die Therapie einzulassen.

4.1.2 Interventionsphase

4.1.2.1 Behandlung der exzessiven Beschaffung von Dingen

Die meisten Menschen, die pathologisches Horten zeigen, neigen auch zu exzessivem Anhäufen von Gegenständen, sei es durch reguläre Einkäufe in gängigen Läden und Internetshops, günstiges Erstehen von Flohmarktartikeln, das Durchforsten und Einsammeln alter Sperrmüllutensilien oder das Herausangeln von Müllgegenständen aus Abfalltonnen. Dabei ist der Erwerb in aller Regel mit positiven Gefühlen verbunden und kann durchaus Suchtcharakter annehmen. Ähnlich wie beim Horten sind bei verschiedenen Menschen ganz unterschiedliche Motive von Bedeutung: So kann die Aneignung von Dingen der Selbstaufwertung dienen, aversive Zustände von Traurigkeit oder Langeweile vertreiben oder als Kompensationsstrategie eingesetzt werden, beispielsweise für eine einseitige Leistungsorientierung oder gewohnheitsmäßige Unterordnung unter die Bedürfnisse anderer. Grundsätzlich lassen sich zwei Kategorien von Erwerbverhalten ausmachen:

Positive und negative Verstärkung durch exzessives Beschaffen von Dingen

Ein Drang zum Aneignen von Dingen, der vor allem durch die Erfahrung angenehmer Emotionen wie Freude, Begeisterung und einem Gefühl des Lebendig-Seins im Sinne positiver Verstärkung gefördert wird, sowie ein Drang zur Aneignung von Dingen, der zur Reduktion schwieriger Gefühle wie etwa Niedergeschlagenheit, Ärger oder Schuld im Sinne negativer Verstärkung dient. Diese beiden Facetten ließen sich auch erstmals faktorenanalytisch bestätigen (Raines et al., 2015).

Der erste Schritt stellt daher eine *Verhaltensanalyse* des exzessiven Erwerbs dar, bei der die vorangehenden, auslösenden und aufrechterhaltenden Faktoren systematisch erfasst und notiert werden. Dabei können die bereits ausgefüllten Gedankenprotokolle (vgl. Anhang, S. 81) sowie das kognitive Modell des Hortens zu Hilfe genommen werden. Bei der Betrachtung der „Versuchungssituationen" geht es darum, die individuellen Gefahrenmomente zu erkennen (z.B.: „Ich sitze abends in der Wohnung, fühle mich alleine"), typische Gedanken zu identifizieren („Jetzt gönne ich mir wenigstens ein bisschen, in Internetshops zu stöbern") und die Konsequenzen auf verschiedenen Ebenen zu beleuchten (z.B. Gedanke, ein Schnäppchen gemacht zu haben, kurzfristige Zufriedenheit, Nachlassen körperlicher Anspannung).

Individuelle Auslösesituationen identifizieren

Stimuluskontrolle

Aktive Konfrontation statt Vermeidung auslösender Reize

Unserer Erfahrung nach gibt es leichtere Fälle exzessiven Kaufens und Beschaffens von Dingen, in denen die vorsätzliche Vermeidung auslösender Reize bereits eine deutliche Besserung bringen kann: Das Umfahren der Einkaufsstraße, sofern keine Besorgungen zu tätigen sind, der Verzicht auf die Mitnahme elektronischer Zahlungsmittel beim Erledigen von Einkäufen oder die Vermeidung von Flohmarktbesuchen sind nicht selten kurzfristig erste simple Strategien, die zur Entschärfung der Situation beitragen können. Gleichzeitig leidet häufig die Lebensqualität unter derartigen Vermeidungspraktiken, und die Betroffenen sind nie hundertprozentig gegen unvorhergesehene Versuchungssituationen gefeit. Wie auch Steketee und Frost (2014) betonen, folgt der Behandlungsansatz bei zumindest mäßig ausgeprägtem Sammeldrang daher im Kern einem anderen Rationale: Es geht darum, sich mit Versuchungssituationen in aktiver Form zu konfrontieren, um adäquate Bewältigungsstrategien zu entwickeln und im Alltag zu etablieren.

Unterstützung in Versuchungssituationen: Das „persönliche Orakel" erstellen

Die Entscheidung für oder gegen den Erwerb eines Gegenstandes wird häufig sehr schnell gefällt. Patienten erleben daher Kriterien erleichternd, die automatisierte Reiz-Reaktionsketten durchbrechen können und ihnen Handlungsspielraum zurückgeben. Folgende Fragen (in Anlehnung an Steketee & Frost, 2014) können vor dem Kauf oder der Mitnahme eines Gegenstandes behilflich sein:

Hilfreiche Fragen als „Puffer" in Versuchungssituationen

Fragen vor dem Kauf oder der Mitnahme eines Gegenstandes (in Anlehnung an Steketee & Frost, 2014)

- Passt die Sache zu meinen persönlichen Werten und Bedürfnissen?
- Will ich die Sache in mein Leben lassen?
- Wird mir die Sache eher Energie rauben oder schenken?
- Wird die Sache mir nützen oder nütze ich eher der Sache (z.B. indem sie nicht „verwaist“)?
- Besitze ich etwas Ähnliches?
- Brauche ich die Sache, um glücklich zu sein?
- Kaufe ich die Sache vielleicht nur aus einer schlechten Stimmung heraus?
- Werde ich in einer Woche vielleicht bereuen, dass ich die Sache gekauft habe?
- Könnte ich ohne die Sache im Alltag zurechtkommen?
- Werde ich die Sache wirklich in naher Zukunft benutzen?
- Falls die Benutzung Zeit kostet: Will ich meine Zeit wirklich *dafür* verwenden?
- Habe ich einen geeigneten Platz für die Sache?
- Ist die Sache wirklich kostbar oder nützlich, oder sieht sie nur gerade jetzt danach aus?
- Hat die Sache eine gute Qualität (ist sie gut verarbeitet, robust, wirklich attraktiv)?
- Habe ich überhaupt genug Geld für die Sache?
- Könnte es helfen, meine Probleme mit dem Horten zu lösen, wenn ich sie nun nicht kaufe?

Liste persönlicher „Kernfragen“

Die Fragen werden als unterschiedlich ansprechend empfunden, sodass es sich lohnt, seine ganz persönliche „Top-Liste“ an klärenden Fragen zusammenzustellen. Manche Patienten empfinden es hilfreich, ein Kärtchen mit drei bis vier dieser Fragen im Portemonnaie aufzubewahren, um es jederzeit griffbereit zu haben. Mit der Zeit gelingt es zunehmend, sich vor dem Gang zur Kasse die persönlichen „Kernfragen“ zu stellen.

Fallbeispiel

Eine Patientin notierte beispielsweise:

1. Habe ich einen geeigneten Platz für diese Sache?
2. Habe ich genug Geld für diese Sache?
3. Werde ich der Sache in einer Woche noch nachtrauern, wenn ich sie nicht kaufe?

Vier-Felder-Schema nutzen

Einige Patienten profitieren auch davon, ein Vier-Felder-Schema (mit Vorteile/Nachteile als Spalten und kurzfristig/langfristig als Zeilen) auszufüllen, wenn sie sich innerlich in Konflikt sehen, eine bestimmte Sache zu kaufen oder nicht. Das Vier-Felder-Schema kann neben den Schreibtisch gelegt und insbesondere vor größeren Anschaffungen verwendet werden.

Persönliche Werte explorieren

Schließlich wird häufig die Orientierung an persönlichen Werten als hilfreich empfunden. Der Patient kann dabei zentrale Bereiche identifizieren, die ihm für seine Lebensgestaltung wichtig sind (etwa „für die eigene Gesundheit sorgen", „Freundschaften pflegen", „mich weiterbilden"). Diese kann er z.B. mithilfe von Bilderkarten symbolisch mit sich tragen und vor Kaufentscheidungen überlegen, ob ihn der betreffende Gegenstand seinen Werten näherbringt oder davon entfernt.

Psychoedukation: Das Expositionsrationale

Viele Patienten haben anfänglich Angst, sie könnten dem Kaufdrang nicht standhalten, wenn sie einen attraktiven Gegenstand im Kaufhaus zurücklassen müssen. Häufig existiert die Vorstellung, noch tagelang vom Kaufimpuls getrieben zu sein und möglicherweise in den Laden zurückzukehren, bis der Einkauf doch getätigt ist.

Aufklärung über Nachlassen des Kaufdrangs nach Exposition

Es ist daher wichtig, darauf hinzuweisen, dass der Kaufdrang erfahrungsgemäß bald nachlässt. Folgende Erläuterung kann hier hilfreich sein:

> Aus unserer Erfahrung und bisherigen Studien wissen wir, dass das unangenehme Gefühl und der Drang, etwas zu kaufen, bei solchen Widerstandsübungen in der Regel bald nachlassen. Betroffene schildern, dass diese unangenehmen Empfindungen schon beim Verlassen des Kaufhauses oft etwas geringer geworden sind. Eine halbe Stunde später ist der Drang, zurückzukehren und die Sache doch zu kaufen, noch deutlich weiter gesunken. Viele Menschen sind erleichtert darüber, dass sie einige Zeit später kaum mehr Energie und Gedanken an den Gegenstand verwenden, den sie im Laden zurückgelassen haben.

Anschließend können die Patienten ihre Erwartungen bzgl. des eigenen Verhaltens im Arbeitsblatt „Spannungsverlauf bei der Widerstandsübung" (vgl. Anhang, S. 84) eintragen, um sie nach der Widerstandsübung mit dem tatsächlichen Verlauf zu vergleichen.

Erstellen einer Situationshierarchie

Systematische Konfrontation gemäß Situationshierarchie

Im nächsten Schritt empfiehlt es sich, eine Expositionshierarchie von etwa 8 bis 10 Situationen aufzustellen, in denen der Patient seinem Kaufdrang nicht nachgeben möchte. In Abbildung 8 findet sich ein Beispiel für eine solche Hierarchie.

Situationshierarchie	
Anprobieren eines tollen Kleidungsstückes, ohne es zu kaufen	100
Sonderangebote im Baumarkt in die Hand nehmen ohne Kauf	90
Einen Gegenstand wieder zurückgeben, der zu viel gekostet hat	85
Ein gutes Angebot in den Online-Einkaufskorb bei Amazon legen und wieder löschen	80
Die Schnäppchenecke beim Recyclinghof durchstöbern, ohne etwas mitzunehmen	70
Einen Flohmarkt besuchen, ohne etwas zu erwerben	60
Durch mein Lieblingskaufhaus laufen, ohne etwas zu kaufen	50
Vor einem Schaufenster mit Sonderangeboten einige Minuten stehenbleiben	40
Den Katalog des Musikversandhauses anschauen ohne Kauf eines Produkts	30
Durch die Fußgängerzone an attraktiven Läden vorbeilaufen	20

Abbildung 8: Beispiel für eine Expositionshierarchie eines Patienten

Die Durchführung der Exposition

Die einfachsten Situationen auf unterer Hierarchieebene können leichte Versuchungssituationen sein, die der Patient als noch gut bewältigbar einschätzt, wie etwa das Schlendern durch eine Fußgängerzone ohne näheres Betrachten der Schaufenster. Andere Situationen mögen sich etwas schwieriger gestalten (wie z. B. der Besuch eines Flohmarkts im o. g. Beispiel), können jedoch manchmal auch mithilfe eines unterstützenden Angehörigen oder Freundes gut bewältigt werden. Mit steigender Anspannung beim Widersetzen gegen den Kaufdrang wird die Situation immer herausfordernder und sollte zunächst therapeutenbegleitet durchgeführt werden. Für die Durchführung der Expositionen sollte hinreichend Zeit zur Vorbereitung, Umsetzung und Nachbesprechung eingeplant werden. Für die Abrechnung mit der Krankenkasse ist es durchaus möglich, bis zu vier dreistündige Sitzungen pro Woche durchzuführen (Hillebrand & Niedermeier, 2014). Es hat sich bewährt, die Patienten während der Expositionen immer wieder nach dem Grad der Anspannung zu

Zur Vor- und Nachbesprechung der Exposition hinreichend Zeit einplanen

fragen, um ein Nachlassen über die Zeit feststellen zu können. Idealerweise nimmt der Patient während der Exposition einen begehrten Gegenstand in die Hand, nimmt ihn bewusst mit allen Sinnen wahr und legt ihn schließlich wieder zurück. In Fällen schweren Kaufdrangs können einige Übungen derselben Schwierigkeitsstufe notwendig sein, ehe das ungute Gefühl beim Verzicht auf den Gegenstand merklich nachlässt. Ggf. kann auch vor der ersten Exposition eine „Trockenübung" stattfinden, bei der Patient und Therapeut die Kaufhaussituation im Therapieraum vorab ausprobieren. Der Therapeut kann hier nach Absprache mit dem Patienten auch den „Advocatus diaboli" spielen, indem er typische, den Kauf fördernde Kognitionen des Patienten einwirft und der Patient sich bewusst widersetzt bzw. wichtige Argumente dagegenhält.

Alternative positive Aktivitäten

Angenehme Tätigkeiten etablieren

Viele Patienten nutzen das Besorgen von Gegenständen, um sich etwas Gutes zu „gönnen", kurzzeitig Ablenkung von belastenden Alltagsproblemen zu haben oder einfach um eine schöne Zeit zu verbringen. Parallel zum Abbau des Kaufverhaltens ist es daher wichtig, alternative Tätigkeiten zu sammeln und in den Alltag zu integrieren. Manche Patienten finden es inspirierend, eine Liste mit potenziell angenehmen Tätigkeiten zu durchstöbern (z. B. www.angenehme-ereignisse.de). Andere überlegen lieber unabhängig für sich, welche Tätigkeiten sie beispielsweise früher gerne ausgeführt haben oder welche sie immer schon einmal umsetzen wollten, jedoch bislang nie realisiert haben.

Kognitive Techniken

Die Einstellung des Patienten zu Konsum erforschen

Der Volkswirt und Professor für Produktion und Umwelt an der Universität Oldenburg, Niko Paech (2012), macht darauf aufmerksam, dass wir heute alle viel mehr Gegenstände in Besitz nehmen als früher; gleichzeitig sind unsere Aufmerksamkeitsressourcen jedoch nicht gestiegen. Das bedeutet in der Konsequenz, dass wir unseren Besitztümern deutlich weniger Zuwendung bieten können, als es früher der Fall war. Dieses Argument kann für Patienten mit einer stark emotionalen Bindung an Gegenstände durchaus von Bedeutung sein, da sie ihren Anschaffungen auch „gerecht" werden möchten und entsprechend weniger „Aufmerksamkeitsräubern" Eintritt in ihre Wohnung gewähren wollen. Andere Patienten fühlen sich von dieser Perspektive weniger angesprochen. Das Beispiel zeigt jedoch, wie wichtig die eigene innere Haltung gegenüber exzessivem Kaufen und dem Umgang mit Gegenständen für das Fällen von Kaufentscheidungen ist.

„Hitliste" dysfunktionaler Kognitionen und „Pfeil-abwärts-Technik" anwenden

Auf diesem Hintergrund hat es sich auch bewährt, mögliche *kognitive Verzerrungen* ins Visier zu nehmen. Dazu kann das Arbeitsblatt „Häufige Denkfallen erkennen" genutzt werden (vgl. Anhang, S. 85). Diese können in der Therapie besprochen und auf eigene Situationen übertragen werden. Manchen Patienten kann es helfen, eine Art „Hitliste“ mit ihren typischen Denkmustern zu erstellen, um mehr Abstand zu ihren Kognitionen beim Kaufen oder Ansammeln von Gegenständen zu gewinnen.

Eine weitere Technik, die sich in diesem Zusammenhang auch anbietet, ist die „Pfeil-abwärts-Technik“, mit der Kognitionen und zugrunde liegende Überzeugungen aufgedeckt werden können. Hierzu als Beispiel ein Dialog zwischen Therapeutin und Patient:

Pfeil-abwärts-Technik als natürliche Methode zur Entdeckung von Überzeugungen

Beispieldialog

Th.: Was würde es für Sie bedeuten, wenn Sie diese Tortenhaube jetzt nicht kaufen würden?
Pat.: Na ja, ich hätte weniger Tortenhauben zur Auswahl.
Th.: Was wäre daran schlecht?
Pat.: Wenn dann eine kaputtgeht und eine vielleicht verliehen ist, dann könnte ich meiner Tochter nur noch die alte Haube mitgeben, die schon so oll aussieht.
Th.: Welche Konsequenzen hätte das?
Pat.: Alle würden denken, ich hätte nichts im Griff, wenn ich meine Tochter mit einer schäbigen Tortenhaube losziehen lasse.
Th.: O.k., habe ich es richtig verstanden, dass Sie denken, sie wirkten, als hätten Sie nichts im Griff, wenn sie keine neuwertige Tortenhaube zur Hand haben?
Pat.: Ja, ich weiß, das klingt komisch, aber das ist meine Angst.
Th.: Nichts im Griff haben – kennen Sie diese Angst noch aus anderen Situationen?

Möglicherweise entdeckt die Patientin lebensgeschichtliche Hintergründe, die ihre große Angst, nämlich zu wirken, als hätte sie nichts unter Kontrolle, plausibel erscheinen lassen. Möglicherweise gelingt es ihr auch, zu erforschen, bei welcher Gelegenheit ein Zusammenhang zwischen ihrer grundsätzlichen Angst und der Anhäufung von Gegenständen entstanden ist. Manchmal können zur weiteren Erkundung sokratische Fragen hilfreich sein, wie z. B.:

Beispiel (Forts.)

- Würden Sie denn von anderen denken, sie haben nichts im Griff, wenn sie mit einer alten Tortenhaube kommen?
- Sollten Sie dann nicht alle Gegenstände in mehrfacher Ausfertigung haben, um sich vor allen Eventualitäten zu schützen?
- (Wenn nein) Warum nicht?
- Was müsste ich tun, damit Sie den Eindruck haben, ich hätte nichts im Griff?

- Könnten Sie sich in der nächsten Woche auf ein Experiment einlassen, bei dem Sie etwas bewusst nachlässig gestalten, sodass man auf den ersten Blick meinen könnte, Sie hätten die Sache nicht im Griff?

4.1.2.2 Organisations- und Planungstraining

Häufig besteht Bedarf an Organisations- und Problemlösetraining

Viele Patienten mit pathologischem Horten sind selbst dann im Ordnen und Wegwerfen von Besitztümern nur mäßig erfolgreich, wenn sie sich motiviert an die Arbeit machen: Aufgrund der bereits erwähnten Schwierigkeiten im Organisieren und Problemlösen, beim Aufrechterhalten des Aufmerksamkeitsfokus und beim Kategorisieren von Gegenständen fällt es ihnen häufig schwer, effektiv zu arbeiten. Nicht selten werden zu viele Kategorien von Besitztümern erzeugt, die das Wegwerfen verkomplizieren oder die Patienten verfangen sich beim Aufräumen in Details. Aufgrund eines subjektiven Misstrauens in die eigene Gedächtnisleistung werden viele Dinge auch nach Aufräumaktionen so positioniert, dass sie sichtbar sind, wenngleich Möbel und Fußboden auf diese Weise zugestellt bleiben. Häufig bewirkt auch diese Vorgehensweise aufgrund der Vielzahl an „Exponaten" erst recht Unübersichtlichkeit.

Wie viel Raum das Training von Organisations- oder Problemlösefertigkeiten tatsächlich einnehmen sollte, ist von Patient zu Patient sehr unterschied-

Tabelle 5: Problemstellungen und Lösungsansätze

Problem	Strategie/Methode
Ablenkbarkeit und kurze Aufmerksamkeitsspanne	Training im schrittweisen Erhöhen der Aufmerksamkeitsspanne beim Ordnen und Sortieren von Dingen; Erstellen von Listen und festen Tageszeiten für wichtige Vorhaben (siehe unten)
Zu „grobes" oder detailfixiertes Sortieren	Start mit weitgefassten Kategorien (Aufheben vs. Weggeben); Unterteilung der Kategorie „Weggeben" und Definition von Aufbewahrungsorten für Gegenstände der Kategorie „Aufheben" (siehe unten)
Problemlösedefizite	Training von Problemlöseprozessen mit Anwendung systematischer Lösungsschritte (siehe unten)
Probleme beim Aufrechterhalten von Zielsetzungen	Schriftliche Fixierung der Ziele, Verknüpfen der Zielsetzungen mit persönlichen Werten und Erarbeiten von Strategien bei ersten Abweichungen von den Zielen
Schwierigkeiten beim Finden geeigneter Aufbewahrungsorte	Zunächst Entrümpeln und Reinigen vorläufiger Aufbewahrungsstellen, Unterstützung des Patienten bei der Anschaffung geeigneter Boxen und Regale, bzw. Bestellung von Müllcontainern

lich. Es empfiehlt sich jedoch, etwa zwei bis drei Stunden für diese Einheit einzuplanen. Für die Patienten ist es oft wichtig, zu erfahren, dass Planungs- und Organisationsdefizite ein häufiges, gut zu bearbeitendes Problem darstellen, das sie mit vielen weiteren Betroffenen teilen.

Tabelle 5 zeigt überblicksartig die häufigsten Problemstellungen und dazugehörige Lösungsansätze, die teilweise noch vertiefend erläutert werden.

Individuellen Trainingsbedarf identifizieren

Ablenkbarkeit und kurze Aufmerksamkeitsspanne

Fallbeispiel: Gregor

Ablenkbarkeit reduzieren

Gregor war es sehr wichtig, seine vollgepackte Wohnung zu entrümpeln: Die Ehefrau drohte mit dem Auszug, weil Wohn- und Schlafzimmer mittlerweile fast unbenutzbar geworden waren, und er hatte sich einen sinnvollen Plan zurechtgelegt, nach dem er die Gegenstände sortieren und wegwerfen wollte. Allerdings neigte er bei seinen Entrümpelungsaktionen stark dazu, in Gedanken abzuschweifen oder sich durch irrelevante Details ablenken zu lassen. So entdeckte er beispielsweise in einer Zeitschrift, die er wegwerfen wollte, einen interessanten Internetlink; die spontane Internetrecherche ließ ihn daraufhin seine eigentliche Absicht vergessen. Gemeinsam mit der Therapeutin entwarf er daher einen Plan, die täglichen Aufräumaufgaben zu einer genau festgelegten Tageszeit durchzuführen und seine Aufmerksamkeitsspanne kontinuierlich um fünf Minuten zu steigern. Gelang es ihm anfangs kaum, fünf Minuten bei der Sache zu bleiben, konnte er sich nach einer Woche etwa eine halbe Stunde täglich auf die Aufgaben einlassen. Außerdem lernte er, mögliche „Aufmerksamkeitsräuber“ zu identifizieren, und schaltete beispielsweise das Tablet während der Aufräumtätigkeit bewusst aus. Die Ehefrau wurde in das Prinzip des Aufmerksamkeitstrainings eingeweiht, sodass sie Verständnis für die behutsame Steigerung des Arbeitspensums aufbringen konnte.

Umgang mit Problemlöseschwierigkeiten

Fallbeispiel: Anna

Anna hatte das Problem, dass sie immer großes Mitleid mit ihren Gegenständen überfiel, wenn sie etwas wegwerfen wollte. Auch wenn sie sich darüber im Klaren war, dass die Dinge keine Seele besaßen, und obwohl sie während der Therapiestunde mehrmals gute Vorsätze fasste, konnte sie sich alleine zu Hause kaum zum Beseitigen der Gegenstände durchringen. Zunächst einmal näherten sich Therapeutin und Patientin dem

Kreatives Sammeln von Einfällen

Problem, indem sie es gemeinsam *definierten* („Mitleid verhindert effektives Wegwerfen"). Im zweiten Schritt suchten sie *so viele Lösungsmöglichkeiten wie möglich.* Dabei war es wichtig, zunächst ganz *unzensiert kreativ* zu werden und auch scheinbar verrückte Ideen zu nennen. Lösungsvorschläge reichten von 10 verschiedenen Einfällen wie etwa „zuvor ein Abschiedsfest für die Gegenstände organisieren" und „den Dingen während des Wegwerfens für ihre geleisteten Dienste danken" über „eine gute Freundin als Unterstützung während des Wegwerfens einladen" und „für jeden weggeworfenen Gegenstand als Ausgleich 1 Euro an eine wohltätige Organisation spenden" bis hin zu „verbindliche Listen erstellen und die Gegenstände während des Wegwerfens nicht ansehen". Der dritte Schritt bestand darin, die einzelnen Lösungsmöglichkeiten auf ihre Tauglichkeit hin zu *bewerten* und die zwei sinnvollsten *auszuwählen.* Anna entschied sich für die Idee, die bislang formulierten Wochenziele in Tagesziele zu unterteilen und der Therapeutin nach jedem erreichten Tagesziel eine kurze SMS zu schreiben. Außerdem überlegte sie sich tatsächlich zwei „Abschiedssätze", die sie ihren Gegenständen beim Wegwerfen mitteilen konnte. Die beiden Lösungswege wurden im Alltag *erprobt* und in der nächsten Therapiestunde noch etwas *optimiert.*

Schwierigkeiten beim Kategorisieren von Dingen

Fallbeispiel: Eva

Systematisches Kategorisieren von Dingen

Eva hatte bei Therapiebeginn bereits zahlreiche erfolglose „Entrümpelungsaktionen" hinter sich. Sie hatte sich bislang jedes Mal verzettelt, wenn sie einen neuen Aufbewahrungsort für Gegenstände finden wollte. Gemeinsam mit der Therapeutin entschied sie sich dafür, die etwas komplexeren Bürounterlagen zunächst zurückzustellen. Folgendes Vorgehen erwies sich für die restlichen Gegenstände jeweils als hilfreich:

1. Grundsatzentscheidung: Behalten oder Weggeben?
2. Falls Weggeben: Verschenken, verkaufen, recyclen oder wegwerfen?
3. Falls Behalten: Wohin damit?

Für die zu behaltenden Gegenstände fertigte Eva vorab auf einer Liste Kategorien und vorgesehene Zielorte an. Beispielsweise hatte sie inzwischen bereits zwei Türen in Küchennähe ausgehängt, weil sie sich durch die Vielzahl an leeren Glasflaschen nicht mehr schließen ließen. Sie beschloss, die vorhandenen Flaschen in einer Großaktion zum Recycling-Container zu bringen. Für künftige Flaschen notierte sie als Zielort „graue Box unter der Spüle" mit dem Zusatz „wenn voll → Recyclingcontainer".

Für ihre Kleider (sie kaufte viele davon aus Angst, ein günstiges Angebot zu verpassen), sah sie einen dreitürigen Kleiderschrank und die oberste Schublade der Kommode als Aufbewahrungsorte vor. Als Zusatz vermerkte sie „Wenn neues Kleidungsstück → ein anderes dafür wegwerfen".

Während sie eine Liste erstellte, fiel Eva auf, dass ihr einige Ordnungssysteme, wie z. B. eine Zwischenablage für Tageszeitungen (gewählter Zusatz: „nach drei Tagen zu entsorgen") oder ein Schränkchen unter dem Waschbecken zur Aufbewahrung von Reinigungsmittel, noch fehlten. Sie notierte diese Dinge auf einem zusätzlichen Bogen und plante gemeinsam mit der Therapeutin deren Anschaffung.

Im Anhang auf Seite 86 befindet sich das Arbeitsblatt „Aufbewahrungsorte für Gegenstände und nützliche Regeln", auf dem Patienten ihre Besitzgegenstände, künftige Aufbewahrungsorte sowie zusätzliche Vorsätze oder hilfreiche Verhaltensregeln im Umgang mit den Gegenständen notieren können.

Aufbewahrungsorte für Gegenstände auf Arbeitsblatt festhalten

Fallbeispiel: Eva (Forts.)

In einem zweiten Schritt machte sich Eva daran, ihre Büromaterialien zu sortieren. Wie viele Patienten hatte sie aufgrund des jahrelangen Hortens Unsicherheit darüber entwickelt, auf welche Art und Weise und wie lange sie Dokumente aufbewahren sollte. Ihr war es eine Hilfe, drei Ordner und eine Box anzuschaffen. In die Box legte sie das Familienstammbuch, die Geburtsurkunden, die Ausweise ihrer Kinder sowie eigene Plastikkarten zu wichtigen Mitgliedschaften. Ein Ordner war für Steuer- und Gehaltangelegenheiten, ein weiterer für Versicherungsangelegenheiten und ein dritter für Bescheinigungen und Rechnungen zu getätigten Anschaffungen vorgesehen. Rechnungen wollte sie nur bei großen Anschaffungen (>500 Euro) länger als zwei Jahre aufheben.

Merke

Regeln zur Aufbewahrung definieren

Wie das Beispiel zeigt, ist es oft sehr wichtig, genau definierte Kriterien für die Aufbewahrung von Gegenständen zu etablieren. Aufgrund ihrer langjährigen Symptomatik besitzen Betroffene oft kaum mehr ein Gefühl dafür bzw. wenig Wissen darüber, welche Umgangsweisen mit Gebrauchsgegenständen und Dokumenten verschwenderisch und leichtsinnig oder angemessen sind. Hier hilft es, als Therapeut aktiv Vorschläge zu machen. Manchmal können Patienten auch dazu angeregt werden, sich im Bekanntenkreis bei vertrauenswürdigen Personen über deren Vorgehensweisen beim Ordnen und Wegwerfen von Dingen zu erkundigen.

4.1.2.3 Über das Schicksal der Dinge entscheiden – Exposition gegenüber dem Wegwerfen von Gegenständen

Ausführliches Sprechen über Gegenstände erleichtert Trennung von diesen

Interessanterweise gelingt das Wegwerfen eines Gegenstandes exzessiven Hortern ebenso gut wie normalgesunden Personen, wenn sie zuvor eine halbe Stunde über den Gegenstand sprechen konnten. Auch ihre Vorstellung über dessen Nützlichkeit und ästhetischen Wert sowie ihre emotionale Bindung an den Gegenstand nehmen im Verlauf der halben Stunde deutlich ab (Steketee & Frost, 2014).

Subjektive Beweggründe für Horten im Blick behalten

Für die Betroffenen ist es wertvoll, zu erkennen, dass das pathologische Horten – im Gegensatz zur positiven Verstärkung beim Akt des Kaufens – in erster Linie durch *Vermeidung* unangenehmer Gefühle genährt wird, und nur wenig über den subjektiven oder gar objektiven Wert der Gegenstände an sich. Dies wird oft deutlich, wenn sie sich vergegenwärtigen, wie viel Zeit sie mit den jeweiligen Besitztümern im vergangenen Jahr tatsächlich verbracht haben und in welchem Ausmaß deren Anwesenheit in der Wohnung ihr Wohlbefinden in Wirklichkeit gesteigert hat. Vor dem aktiven Beseitigen von Gegenständen ist es hilfreich, nochmals das gemeinsam erarbeitete *kognitive Modell* zur Hand zu nehmen und sich die eigenen Beweggründe für das Horten zu vergegenwärtigen. Ist es die Angst vor Erinnerungsverlust, die eine tragende Rolle spielt? Sind Befürchtungen, Fehlentscheidungen zu treffen oder die Geborgenheit in den eigenen vier Wänden aufgeben zu müssen, von Bedeutung? Oder ist es die Angst, verschwenderisch zu sein und eines Tages womöglich zu verarmen? Anhand des Arbeitsblattes zu kognitiven Verzerrungen (vgl. „Häufige Denkfallen erkennen“ im Anhang, S. 85), der Pfeil-abwärts-Technik sowie sokratischen Dialogen ist es möglich, typische Denkfehler zu entlarven, die in der Folge anhand von Verhaltensexperimenten noch weiter entkräftet werden können.

Toleranz gegenüber aversive Emotionen erhöhen

Um dennoch auftretende, unangenehme Gefühle beim Wegwerfen nicht handlungsleitend werden zu lassen, hilft manchen Patienten die „Monstermetapher“ aus der Akzeptanz- und Commitment-Therapie (vgl. Wengenroth, 2012). Die Betroffenen können sich Folgendes verdeutlichen: „Vermutlich wird mich ein unangenehmes Gefühl beim Aussortieren und Weggeben oder Wegwerfen von Dingen begleiten, welches ich mir bildhaft wie einen lästigen Zeugen der Aufräumaktion oder eben ein aufdringliches Monster vorstellen kann, aber ich muss mich ihm nicht unterordnen, weil ich ein weiterführendes Ziel vor Augen habe“.

Habituationseffekte

Außerdem hilft es, das Prinzip der Habituation in Vorbereitung auf die Expositionsübungen explizit zu verdeutlichen. Eine mögliche Einführung wäre hierzu:

Je öfter wir uns in Situationen wagen, die zunächst unangenehm sind, desto mehr werden wir uns mit der Zeit an sie gewöhnen, sodass wir sie als immer weniger unangenehm erleben. Man nennt dieses Phänomen auch Habituation. Es ist so ähnlich, wie wenn unser täglicher Weg über eine hohe Brücke führt. Manche Menschen empfinden am Anfang starke Beklemmung, wenn sie darüber laufen. Vielleicht hilft es ihnen, zunächst kleinere Brücken zu passieren. Je öfter wir jedoch den Weg über die Brücke benutzen, desto weniger stark jagt uns die Höhe Angst ein. Ebenso wie unsere Reaktionen auf die Brücke nachlassen, kann auch die Anspannung beim Wegwerfen von Gegenständen nachlassen. Habituation kann sehr unterschiedlich ablaufen – mal schnell, mal langsam. Manchmal verläuft die Anspannung auch in Wellen, sodass Situationen erst leichter fallen und zwischendurch nochmals etwas schwerer. All das ist normal. Wir werden uns Zeit lassen, alles der Reihe nach anzugehen.

Es hat sich bewährt, Habituationskurven aufzuzeichnen, um das Prinzip der Anspannungsreduktion zu verdeutlichen.

Die „Feuerprobe"

Um sozusagen bei den gehorteten Gegenständen die „Spreu vom Weizen" trennen und eine Zusammenstellung der persönlichen „Schätze" anfertigen zu können, kann folgende Vorstellungsübung wertvolle Einsichten gewähren:

Imaginationsübung: Was würde ich retten?

Vorstellungsübung: Die Feuerprobe

Stellen Sie sich vor, Ihre Wohnung/Ihr Haus fängt Flammen. Alle Personen und evtl. Haustiere befinden sich in Sicherheit. Sie haben noch etwa fünf Minuten Zeit, um Ihre wertvollsten Besitztümer zu retten. Was würden Sie retten? ... (Pause) ... Gesetzt den Fall, Sie hätten nun noch zehn weitere Minuten. Welche weiteren Besitztümer würden Sie nun noch hinzunehmen, um sie vor den Flammen zu bewahren? ... (Pause) ... Stellen Sie sich nun so gut wie möglich vor, alles Übrige würde ein Opfer der Flammen werden. Lassen Sie Bilder vor Ihrem geistigen Auge lebendig werden. Welchen Verlust würden Sie am meisten bedauern? ... (Pause) ... Stellen Sie sich nun vor, wie Sie ohne diese Gegenstände, die in dem Haus/der Wohnung verbrannt sind, weiterleben würden. Was würde Ihnen am meisten fehlen, bzw. den Alltag am deutlichsten beeinträchtigen?

Anschließend können die dabei auftretenden Erfahrungen nachbesprochen werden. Die Übung hat den Vorteil, dass Patienten häufig erstaunt darüber sind, wie wenige ihrer alten Besitztümer sie im Alltag wirklich benötigen. Gelegentlich ruft die Übung jedoch auch starke Emotionen hervor. Bei Bedarf können Patienten die Vorstellungsübung im Geiste für sich wiederholen, um sich mit dem Aspekt der Trennung ein stückweit vertraut zu machen. Die in der Fantasie geretteten Gegenstände können auf einer „Liste persönlicher Schätze“ (vgl. Anhang, S. 87) notiert werden – ihnen gebührt dann auch im Alltag ein besonderer Stellenwert.

Die Entscheidungsübung

Wegwerftraining anhand eines Gegenstandes in der Therapiestunde

Den ersten Schritt zum Wegwerftraining kann eine gemeinsam mit dem Therapeuten in der Praxis durchgeführte Übung sein, wie Steketee und Frost (2014) beschreiben.

Entscheidungsübung: Wegwerfen

Der Patient bringt hierzu einen Besitzgegenstand mit, den er nur unter einiger Anspannung (etwa mindestens 60 % auf einer Skala von 0 bis 100 %) wegwerfen würde. Vorab ist es wichtig, den Patienten darüber zu informieren, dass er den Gegenstand am Ende nicht zwangsläufig wegwerfen oder weggeben muss. Manchmal bietet es sich auch an, dass der Patient eine kleine Sammlung von Dingen (etwa die aufbewahrte Post der letzten Wochen) mitbringt und daraus dann ein geeignetes Item bestimmt. Im ersten Schritt schätzt der Patient die voraussichtliche Anspannung beim Wegwerfen des Gegenstandes und deren angenommene Dauer ein (z. B. 80 %, bis zum Ende der Woche). Anschließend wird er gebeten, etwa fünf Minuten lang unzensiert alle Gedanken laut auszusprechen, die ihm bei der Vorstellung in den Sinn kommen, den Gegenstand wegzuwerfen. Die Gedanken werden notiert. Schließlich wird der Patient gebeten, sich für oder gegen das Wegwerfen des Gegenstandes zu entscheiden. Entscheidet er sich für das Wegwerfen, wird der Gegenstand tatsächlich in den Mülleimer geworfen oder zumindest aus dem Raum gebracht. Der Patient wird unmittelbar, sowie alle folgenden 10 Minuten, nach der Stärke der Anspannung gefragt.

Patienten nicht zum Wegwerfen eines Gegenstandes drängen

Folgende Punkte sind beim Wegwerftraining zu berücksichtigen:

- Um einflussreiche Kognitionen auf den Prozess des Wegwerfens zu identifizieren und den Anspannungsverlauf zu erfassen, bieten sich Entscheidungsprotokolle an (vgl. Arbeitsblatt „Entscheidungsfindung“ im Anhang, S. 88).
- Argumente des Patienten für und gegen das Wegwerfen des Gegenstandes sollten offen, und ohne zu einer Position zu drängen, exploriert werden.

- Möchte der Patient den Gegenstand aufbewahren, empfiehlt es sich, gemeinsam einen günstigen Aufbewahrungsort in seiner Wohnung festzulegen und die Entscheidungsübung mit weiteren Gegenständen fortzusetzen.
- Am Ende jeder Aufgabe sollten die neuen Erkenntnisse des Patienten erfragt werden. Bei der Nachbesprechung geht es darum, sowohl den Anspannungsverlauf als auch die Beziehung zum Gegenstand zu betrachten, die durch das Entscheidungsprotokoll deutlich wurde.
- Die Übung sollte möglichst erst beendet werden, nachdem zumindest ein Gegenstand weggeworfen wurde.

Erstellen einer Entsorgungshierarchie

Entsorgungshierarchie nicht zu detailliert ausführen

Ähnlich wie bei der Situationshierarchie zum Widerstand gegen Einkäufe (siehe Kapitel 4.1.2.1) hat sich an dieser Stelle auch eine Hierarchisierung von Gegenständen bewährt, deren Entsorgung dem Patienten schwerfällt. Wie das Beispiel in Abbildung 9 zeigt, genügt zumeist eine Aufstellung nach allgemeinen Kategorien.

Entsorgungshierarchie	
Wegwerfen von Gegenständen meines Vaters	100
Wegwerfen alter Kaufbelege	90
Wegwerfen alter Zeitschriften	80
Wegwerfen alter Fahrradteile aus meiner Sammlung	70
Weggeben ungetragener, nicht verschlissener Kleider	70
Entsorgen alter Glühbirnen und Batterien	60
Leere Glasbehälter zum Recyclingcontainer bringen	55

Abbildung 9: Beispiel für eine Entsorgungshierarchie eines Patienten

Entsorgung von Dingen in der Vorstellung proben

Gelegentlich erscheint es notwendig, *Expositionen zunächst einmal in der Vorstellung* durchzuführen und dabei auch evtl. auftauchende Schwierigkeiten miteinzubeziehen.

Fallbeispiel: Martin

Martin nahm sich beispielsweise als Hausaufgabe vor, alte Glasbehälter zu entsorgen. Als er tatsächlich vor seiner Glassammlung stand, fielen ihm viele Verwendungsmöglichkeiten für die leeren Behälter ein, die von der Marmeladenaufbewahrung über die Benutzung als Windlicht bis hin zur

Verwendung als Kerzenständer oder Schraubglas für Werkstattzubehör reichten. Gleichzeitig füllten seine Glasvorräte bereits mehrere Quadratmeter aus. In der Therapiestunde wurde eine Vorstellungsübung durchgeführt („Ich stehe mit drei großen Körben vor den Glasflaschen und lege die Flaschen nacheinander in die Körbe"), bei der sich Martin unter Einbezug aller Sinnesmodalitäten das Wegwerfen möglichst real vorstellen konnte. Dabei wurden auch gefürchtete Situationen nach dem Wegwerfen wie die Anfrage der Nachbarin nach einem leeren Marmeladenglas und Umgangsmöglichkeiten mit diesen einbezogen. Schließlich gelang es Martin, die Gläser auch „in vivo" zum Glascontainer zu bringen.

Experiment: zeitweises Weggeben eines Gegenstandes

Für manche Patienten ist der Prozess des Wegwerfens deshalb so aversiv, weil sie den Eindruck haben, ein Stück von sich selbst zu verlieren, wenn sie den Gegenstand nicht ständig in Sichtweite haben. Auch hier bietet sich ein Experiment an, bei dem die Patienten einen Gegenstand mit hohem subjektiven Wert, von dem sie sich grundsätzlich jedoch trennen möchten, zunächst einmal in einem Schrank außer Sichtweite, dann für ein paar Wochen bei einem Verwandten oder Freund deponieren und ihre emotionalen Reaktionen darauf überprüfen. In der Regel erleichtert der fehlende Sichtkontakt über eine längere Zeit dann das Wegwerfen, da die emotionale Bindung an den Gegenstand nachlässt. Wenn Patienten ganz konkrete Hypothesen darüber haben, wie der Verzicht auf einen bestimmten Gegenstand ihren Alltag erschweren oder gar gefährden könnte (z. B. bestimmte Zeitungen nicht greifbar zu haben), können diese in Form eines Verhaltensexperimentes formuliert und im Verlauf einer Woche durch versuchsweisen Verzicht auf den Gegenstand täglich überprüft werden.

Das Wegwerforakel

Prägnante Fragen zum Entsorgen einer Sache

Ähnlich wie beim Kauforakel (siehe Kapitel 4.1.2.1), können sich Patienten auch bezüglich des Entsorgens von Gegenständen drei bis vier zentrale Kriterien überlegen, die ihnen bei der Entscheidung für den weiteren Umgang mit einer Sache behilflich sind. Die folgenden Kriterien mögen wiederum als Anregung dienen:

Fragen zum Entsorgen eines Gegenstandes

- Habe ich die Sache im vergangenen Jahr benutzt?
- Hat mir die Sache bis jetzt eher Platz geraubt oder angenehme Erfahrungen geschenkt?
- Besitze ich die Sache noch in ähnlicher Ausfertigung?
- Brauche ich die Sache zum Glücklichsein?
- Gebe ich der Sache vielleicht menschliche Eigenschaften, die sie in Wirklichkeit nicht hat?

- Erscheint mir diese Sache vielleicht nur in diesem Moment wertvoll, wo ich sie betrachte?
- Würde ich diese Sache retten, wenn meine Wohnung Feuer fangen würde? Wenn ich 5 Minuten Zeit hätte? Wenn ich 15 Minuten Zeit hätte?
- Könnte ich ohne diese Sache im Alltag zurechtkommen?
- Werde ich diese Sache wirklich in naher Zukunft benutzen?
- Falls die Benutzung Zeit kostet: will ich meine Zeit wirklich dafür verwenden?
- Falls ich feststellen sollte, ich brauche solch eine Sache wirklich: Könnte ich sie nochmals irgendwoher bekommen?
- Würde ich diese Sache spontan wieder kaufen, wenn ich sie sehen würde?
- Inwieweit passt die Sache zu meinen persönlichen Werten und Zielen im Leben?
- Könnte es helfen, meine Probleme mit dem Horten zu lösen, wenn ich sie nun wegwerfe?

Der systematische Aufräumprozess

Nach der Hierarchisierung der Kategorien, Erarbeitung von Kriterien und ausgestattet mit der Entscheidungsliste kann der systematische Entsorgungsprozess gestartet werden. Folgende Reihenfolge in neun Schritten hat sich bewährt (modifiziert nach Steketee & Frost, 2014):

Aufräumprozess kann nach ersten Durchgängen auch vereinfacht werden

Der Entsorgungsprozess in neun Schritten

1. Auswahl eines Wohnbereichs (z. B. Essecke).
2. Identifikation der dort relevanten Kategorien von Dingen (z. B. alte Zeitschriften, Bücher, Notizzettel mit Terminen, Haushaltsutensilien, Lebensmittel).
3. Bestimmung passender Aufenthaltsorte (z. B. Bücherregal im Wohnzimmer, Küchenschrank, Ordner im Arbeitszimmer) anhand der zuvor erstellten Ordnungs- und Kategorisierungsregeln für aufzubewahrende Gegenstände (siehe Arbeitsblatt „Aufbewahrungsorte für Gegenstände und nützliche Regeln“ im Anhang, S. 86).
4. Auswahl einer Kategorie aus dem unteren Bereich der Hierarchie.
5. Einsatz der Entscheidungsliste (siehe Arbeitsblatt „Entscheidungsfindung“ im Anhang, S. 88) für den ersten Gegenstand aus dieser Kategorie; Berücksichtigung der persönlichen „Orakelfragen“ (vgl. S. 39).
6. Anwendung der Entscheidungsliste für die weiteren Gegenstände der Kategorie und anschließendes Wechseln zur nächsten Kategorie; zur Zeitersparnis nur direktes Aussprechen der Gedanken und Verzicht auf Habituationsrating.

7. Verwendung einer – nicht allzu großen – „Joker-Kiste", in die Dinge gelegt werden dürfen, für die aktuell noch keine Entscheidung möglich ist.
8. Fortfahren, bis der definierte Bereich leergeräumt ist.
9. Klare Zielsetzung über künftige Verwendung des Bereichs treffen und Strategien besprechen, um ein erneutes „Zuräumen" zu verhindern; die kleine Jokerkiste mit Datum für das Treffen der endgültigen Entscheidung versehen.

Da die Vorgehensweise anfangs etwas Übung erfordert, sollten die ersten Entsorgungsaktionen in Anwesenheit des Therapeuten oder eines Cotherapeuten durchgeführt werden. Mit zunehmender Übungspraxis und Automatisierung der Prozesse können die Entscheidungslisten auch weggelassen werden.

Verhaltensexperimente

Befürchtungen mit Verhaltensexperimenten überprüfen

Gelegentlich sind Aufräumaktionen auch mit konkreten Befürchtungen verbunden, z. B. der Angst, sich nackt und schutzlos zu fühlen, wenn der Sofabereich leergeräumt ist, oder beim Kochen nichts mehr zu finden, wenn die Gegenstände in Schubladen und Regalen verstaut sind. Hier können Verhaltensexperiment-Tagebücher hilfreich sein (siehe Arbeitsblatt „Verhaltensexperiment-Tagebuch" im Anhang, S. 89), bei denen die Patienten ihre Befürchtungen vor der Aufräumaktion notieren (z. B. „Ich werde mich beim Kochen nicht mehr zurechtfinden, wenn die Dinge außer Sichtweite sind"), das tatsächliche Ergebnis festhalten (z. B. „Es hat zwei Tage gebraucht, aber dann habe ich mich daran gewöhnt") und Schlussfolgerungen daraus ziehen (z. B. „Ich muss nicht immer alles vor Augen haben").

4.1.3 Abschlussphase

Die letzten beiden Sitzungen sollten für einen Rückblick auf den Therapieprozess, die Würdigung der erreichten Fortschritte und eine Vorausschau auf den weiteren Verlauf nach Abschluss der Therapie reserviert werden.

Erfolgskontrolle mithilfe von Fragebögen

Dabei hat es sich bewährt, die angewandten Fragebögen nochmals vorzulegen, nachzubesprechen und gemeinsam Fotos der Patientenwohnung vor und nach der Therapie anzuschauen. Anhand des kognitiv-behavioralen Modells und der Liste persönlicher Zielsetzungen können nochmals die wichtigsten Dinge rekapituliert werden, die der Patient erlernt hat. Möglicherweise möchte er einen Brief an sich selbst schreiben, in dem er seine Fortschritte würdigt und Copingstrategien für herausfordernde Situationen (z. B. der Auszug der ältesten Tochter aus der gemeinsamen Wohnung mit entsprechend freiwerdender Wohnfläche) formuliert. Alternativ können Therapeut und

Patient auch ein Blatt erstellen, das auf der Vorderseite die wichtigsten Strategien beinhaltet und auf der Rückseite in Stichpunkten den Umgang mit schwierigen Situationen skizziert.

Bewährt haben sich auch regelmäßige „Sitzungen mit sich selbst“, bei denen der Patient sich für geleistete Dinge wertschätzt (z.B. der Küchentisch ist frei von Gegenständen geblieben) und neue Zielsetzungen festlegt (z.B. „Letzten Samstag bin ich „schwach“ geworden. Ich werde die gekauften Kleidungsstücke heute Nachmittag zurückbringen“).

Schließlich eignen sich „Worst-case-Szenarien“, wie etwa ein notwendig gewordener Umzug oder der Tod eines Angehörigen mit dem Erben von dessen Hausrat, die Therapeut und Patient durchspielen können, sowie das Erstellen eines Handlungsplans für Rückfälle.

Antizipieren möglicher Auslöser für Rückfälle

Fazit zum therapeutischen Vorgehen: Zusammenfassend baut die Behandlung auf dem kognitiv-behavioralen Modell des Sammelns und Hortens auf, das von vier Hauptproblembereichen ausgeht. Diese sind Probleme der Informationsverarbeitung, exzessive emotionale Bindung an Besitztümer, ungünstige Überzeugungen bzgl. des Aufbewahrens und Aneignens von Dingen sowie Vermeidungsstrategien bzgl. des Wegwerfens. Das therapeutische Vorgehen orientiert sich unter Anwendung von Reizkonfrontation und Reaktionsmanagement primär an lerntheoretischen Prinzipien. Eine wichtige Rolle spielen auch kognitive Strategien zur Modifikation dysfunktionaler Einsichten zum Erwerb und der Aufbewahrung von Gegenständen sowie das Training von Skills im Bereich der Organisation von Handlungsschritten und der systematischen Ordnung und Kategorisierung von Dingen. Dabei können die einzelnen Bestandteile je nach individuellem Bedarf des Patienten ganz unterschiedlich gewichtet werden.

Lerntheoretische Prinzipien und kognitive Strategien im Fokus

4.2 Varianten der Methode und Kombinationen

In letzter Zeit werden zunehmend auch *Gruppentherapieformen* diskutiert, für die ebenfalls ein englischsprachiges Manual verfügbar ist (Muroff, Underwood & Steketee, 2014). Im Gruppenformat wurden in einer Studie an 38 Patienten durchschnittliche Symptomverbesserungen von 23% (20 Sitzungen und 4 Hausbesuche) und 29% (20 Sitzungen, 4 Hausbesuche sowie 4 zusätzliche Besuche durch einen persönlichen „Coach“) erbracht (Muroff et al., 2012). In einer Metaanalyse von Tolin, Frost, Steketee und Muroff (2015) ergab sich kein Effektivitätsunterschied zwischen Einzeltherapie und Gruppenbehandlung.

Therapieprogramm auch als Gruppenkonzept durchführbar

Wie an verschiedenen Stellen dargelegt, geht pathologisches Horten auch oftmals mit spezifischen Schwierigkeiten einher, wie z.B. ausgeprägter Ich-Syntonie im Vergleich zu klassischen Zwängen und damit einhergehend auch schlechtere Motivationslage, oder ausgeprägten Schamgefühlen bzgl. thera-

Einsatz von Motivational Interviewing

peutenbegleiteter Exposition im häuslichen Umfeld. Als ergänzende Option wird daher der Einsatz von Techniken des Motivational Interviewing (Miller & Rollnick, 2005) vorgeschlagen, wie sie auch im Manual von Steketee und Frost (2014) empfohlen werden.

4.3 Umgang mit möglichen Problemen bei der Durchführung

4.3.1 Komorbide Erkrankungen

Manchmal zunächst Behandlung der depressiven Symptomatik erforderlich

Depression. Fast die Hälfte der Patienten mit pathologischem Horten ist gleichzeitig von einer Depression betroffen. Hier ist es wertvoll, gemeinsam mit dem Patienten herauszuarbeiten, ob die depressive Symptomatik als Konsequenz der unbefriedigenden Wohnsituation und daraus entstandener Probleme aufgetreten ist, oder ob die Depression die Hortsymptomatik beispielsweise infolge Antriebsmangels, motivationaler Probleme und Konzentrationsschwierigkeiten zumindest mitverursacht hat. Während in schwereren Fällen zunächst kognitiv-verhaltenstherapeutische Interventionen mit allgemeinem Aufbau von Aktivitäten und evtl. auch medikamentöser Unterstützung indiziert sind, können in leichteren Fällen auch bereits erste Fortschritte gegen das pathologische Horten Besserung bringen. Depressive Bewertungsmuster können auch zur Abwertung erster Behandlungserfolge führen, sodass solche Bewertungsprozesse ggf. adressiert werden müssen.

Integration von Zwängen beim Horten in allgemeines Expositions-rationale

Zwangsstörungen. Wie im Kapitel 1.6 dargestellt, steht das Horten bei einem Teil der Betroffenen auch mit Zwangsbefürchtungen und -ritualen in Zusammenhang. Wenn die Zwangssymptome (z. B. Kontaminationsängste) auch andere Bereiche betreffen, erscheint es sinnvoll, den Umgang mit gehorteten Gegenständen in eine allgemeine Expositionshierarchie zu integrieren und im Rahmen einer übergeordneten Expositionsbehandlung anzugehen. Treten leichtere Zwangssymptome wie Kontrollimpulse, Entscheidungsschwierigkeiten oder Reinigungszwänge vorrangig während des Aufräumens und Sortierens auf, bieten sich oftmals Absprachen im Sinne einer Optimierung von Prozessen an. Zum Beispiel können Patient und Therapeut eine zeitliche Begrenzung des Aufräumprozesses durch Wecker, konkrete Entscheidungsalgorithmen oder praktikable Vorgehensweisen bei der Reinigung von Gegenständen (z. B. nur Entfernen sichtbarer Verschmutzung vor dem Wegräumen) vereinbaren.

Kleinere Zwangsrituale beim Ordnen und Aufräumen durch gemeinsame Absprachen angehen

Soziale Angststörung und selbstunsichere Persönlichkeit. Wie im Kapitel 1.6 erwähnt, leiden etwa 25 % der Betroffenen gleichzeitig unter einer sozialen Angststörung; einige erfüllen auch die Kriterien einer selbstunsicher-vermeidenden Persönlichkeitsstörung. Die Betroffenen leben oftmals in einem Teufelskreis aus sozialem Rückzug, verstärktem Kauf- und Hortverhalten und zunehmender Scham. In diesem Fall bedeutet das Durchführen von Hausbesuchen oder das Hinzuziehen von externen Unterstützungspersonen wie etwa hilfreichen Angehörigen, Cotherapeuten oder gar Mitarbeitern des Gesundheitsdienstes eine besondere Herausforderung. Es empfiehlt sich hier, neben der sorgfältigen Auswahl der Unterstützungspersonen etwaige Befürchtungen des Patienten explizit zu thematisieren und ihn zu ermutigen, diese ggf. mithilfe von Verhaltensexperimenten gezielt zu überprüfen. Im günstigen Fall wird dadurch das Betreten der eigenen Wohnung durch Dritte nicht nur als „notwendiges Übel" toleriert, sondern dysfunktionale interaktionelle Befürchtungen können gezielt identifiziert und revidiert werden.

Soziale Befürchtungen offen thematisieren

Geistige Beeinträchtigung und fortgeschrittenes Alter. Gerade bei älteren Patienten kann es sinnvoll sein, kognitive Defizite stärker in den Fokus der Behandlung zu setzen und eine Kombination aus kognitivem Training und Exposition anzubieten (Ayers et al., 2014). Aufgrund zunehmender Immobilität benötigen manche Prozesse häufig länger Zeit oder erfordern vonseiten des Therapeuten stärkere Unterstützung bei der konkreten Umsetzung der anvisierten Ziele.

Evtl. ausführlicheres kognitives Training

Insbesondere Patienten mit geistiger Beeinträchtigung profitieren oftmals von unmittelbarer Verstärkung, wenn es ihnen gelingt, Widerstand gegen Kaufimpulse zu leisten oder gehortete Gegenstände abzugeben, sowie von klaren Handlungsvereinbarungen beim Erwerb von Gegenständen.

4.3.2 Schwierigkeiten im Therapieprozess

Die folgenden Anregungen wurden in Anlehnung an Steketee und Frost (2014) zusammengestellt.

Überempfindlichkeit gegenüber Kritik. Menschen mit pathologischem Horten, insbesondere bei komorbider Depression oder sozialer Angststörung, fühlen sich häufig entwertet oder fürchten, nicht akzeptiert zu werden, gerade wenn sie zu kognitiven Verzerrungen wie etwa „Gedankenlesen" neigen. Folgendes ist zu beachten:

Innere Bewertungen aktiv erfragen

- Offene, validierende Formulierungen verwenden (z. B.: Manche Leute fühlen sich verletzt oder werden ärgerlich, wenn ich so etwas sage. Geht es Ihnen gerade so?), bzw. aktiv nach inneren negativen Reaktionen während der vergangenen Sitzung fragen.
- Sich des eigenen „Stimuluscharakters" als Therapeut in besonderem Maße bewusst sein und negative verbale und nonverbale Signale, insbesondere in sensiblen Situationen, wie z. B. dem ersten Hausbesuch, vermeiden.

Ausgeprägter Ärger oder feindliches Verhalten. Manche Menschen mit pathologischem Horten reagieren im Behandlungsprozess mit Wut auf den Therapeuten, wenn sie beispielsweise trotz grundsätzlicher Motivation während

Gemeinsame Suche nach konstruktiven Strategien

einer Entrümpelungsaktion mit widerstreitenden Impulsen zu kämpfen haben oder weil sie persönlichkeitsbedingt unter Stress zu paranoiden Reaktionen neigen. Therapeuten sollten

- Ärger offen ansprechen (z. B. „Ich sehe, dass Sie gerade ziemlich ärgerlich sind. Können Sie mehr darüber sagen?“ Oder: „Sind Sie wütend auf mich, dass ich Sie in diese Lage gebracht habe?“);
- anschließend ggf. mögliche therapeutische Fehler (z. B. zu rasches Vorgehen) eingestehen oder kognitive Fehlannahmen (z. B. Vermutung, Therapeut stehe auf der Seite der räumwütigen Nachbarin) modifizieren und gemeinsam hilfreiche weitere Schritte überlegen (z. B. gestuftere Vorgehensweise beim Wegwerfen planen bzw. Patienten ermutigen, negative Eindrücke beim nächsten Mal direkt anzusprechen).

Ermutigung zu achtsamer Wahrnehmung

Augen-zu-und-durch-Mentalität. Manche Patienten vermeiden unangenehme Gefühle, indem sie blitzschnelle Entscheidungen über den Verbleib eines Gegenstandes fällen; oftmals wird er dadurch weiterhin aufbewahrt. Hier hat sich folgendes Vorgehen als hilfreich erwiesen:

- Einüben einer achtsamen Haltung in Entscheidungssituationen, die Offenheit gegenüber aktuellen Gedanken, Gefühlen und Körperempfindungen einschließt; immer wieder Erfragen von Befinden und Kognitionen zur Förderung reflektierter, selbstverantwortlicher Entscheidungen.

Ängste validieren und Überzeugungen hinterfragen

Ungewöhnliche Überzeugungen. Manche Patienten haben sehr belastende oder beunruhigende Vorstellungen darüber, was passieren könnte, wenn sie ihre Wohnung entrümpeln. Steketee und Frost berichten von Fällen, in denen ältere Patienten angenommen haben, dass sie anschließend sterben oder ins Pflegeheim abgeschoben werden könnten. Wir hatten einen Patienten, der befürchtete, durch die Wegwerfaktionen von bereits gestorbenen Familienangehörigen abgeschnitten zu werden. Hier ist viel Fingerspitzengefühl erforderlich, um die Befürchtungen nicht voreilig zu entwerten:

- Die dahinterstehenden Ängste validieren und zugrunde liegende Ressourcen (in unserem Fall ausgeprägte „Treue“ gegenüber Verstorbenen) benennen.
- Vorsichtiges Hinterfragen der Überzeugungen anhand sokratischer Dialoge (z. B. „Was würde ihr ... [verstorbener Angehöriger] darüber denken? Was würde er wollen?“) und gemeinsame Suche nach alternativen Umgangsmöglichkeiten (z. B. Errichten eines „Altars“ für die Verstorbenen mit wichtigsten Erinnerungssymbolen), bevor der Expositionsprozess startet.

Unterstützende Personen miteinbeziehen

Bedürfnis nach sozialer Unterstützung. Für manche Patienten kann es eine Überforderung bedeuten, über Jahrzehnte bestehende Berge von persönlichen Gegenständen zu entsorgen. Manchmal kann es bereits emotional sehr entlastend sein, wenn zumindest eine weitere Person im Raum ist, die das Vorhaben innerlich unterstützt und den Patienten durch ihre Anwesenheit motiviert, „am Ball zu bleiben“. Hilfreich ist es

- im Kreis der Verwandten und Freunde des Patienten gemeinsam Ausschau nach einer Person zu halten, die den Patienten gelegentlich durch eine ruhige, wertschätzende, nicht invasive Anwesenheit unterstützen und verstärken kann. Ideal wäre es, diese Person mit in die Therapiestunde einzuladen, eine Psychoedukation durchzuführen und zunächst an einer therapeutengeleiteten Entsorgungsexposition teilnehmen zu lassen, damit die Person das Modellverhalten des Therapeuten beobachten kann.

Organisierte Ausräumaktionen mit Patienten genau vorplanen

Notwendigkeit organisierter Ausräumaktionen durch externe Kräfte. Großflächige Ausräum- und Entrümpelungsaktionen sind nicht in erster Linie das Ziel in der Behandlung pathologischen Hortens. Wenn der Berg an Gerümpel in einer Wohnung zu hoch ist, als dass ein Patient ihn mit therapeutischer Unterstützung nicht selbst angehen könnte, und wenn es sich eher um Müll als um wiederverwertbare Dinge handelt, kann solch eine Aktion jedoch auch einmal in Absprache mit dem Patienten sinnvoll sein:

- Die Patienten sollten vorab ein Entsorgungstraining absolvieren und schriftliche Regeln formuliert haben, um schnell entscheiden zu können, was in der Wohnung bleiben und was weggeworfen/weggegeben werden kann.
- Die Aktionen erfordern genaueste Planung (beteiligte Personen, einzukalkulierende Zeit, Transportmittel für weggeworfene Dinge etc.).
- Die freiwilligen Helfer sollten die Wegwerfregeln befolgen und sich bei Unklarheiten an den Patienten wenden, der mit Unterstützung des Therapeuten zügig Entscheidungen fällt.

Zusammenarbeit mit professionellen Helfern

„Deadlines“ von außen. Manche Patienten unterliegen bestimmten „Deadlines“ für Entrümpelungsaktionen, die ihnen ein richterlicher Beschluss, Vermieter oder auch Mitbewohner auferlegt haben. In einem solchen Fall ist es sinnvoll,

- gegebenenfalls neben dem Training von hilfreichen Bezugspersonen (siehe oben) oder der Schulung von Cotherapeuten oder Praktikanten auch mit professionellen Reinigungs- und Entrümpelungsfirmen zusammenzuarbeiten, die oftmals mit der Problematik von „Hortern“ vertraut sind und in angemessener Weise reagieren können.

4.4 Effektivität und Prognose

4.4.1 Psychotherapie

Nach bisherigen Studien mit dem 26-stündigen Behandlungskonzept nach Steketee und Frost lassen sich, je nach Messverfahren, Symptomreduktionsraten zwischen 27 % und 39 % feststellen (Steketee & Frost, 2014). Etwa 71 %

der jeweiligen Therapeuten und 81 % der Betroffenen stufen die Besserung im Anschluss an die Therapie als „deutlich“ oder „sehr deutlich“ ein. Nach 12 Monaten stuften noch immer 62 % der Therapeuten ihre Patienten als „deutlich“ oder „sehr deutlich“ gebessert ein, während es sogar 79 % der Patienten in der Selbsteinschätzung taten.

Anteil klinisch bedeutsam gebesserter Patienten zwischen 27 % und 43 %

Gemäß einer Metaanalyse von Tolin und Kollegen (2015) liegt der Anteil klinisch signifikant gebesserter Patienten bei insgesamt großen Effektstärken zwischen 27 % und 43 % und damit etwas unterhalb der Prozentsätze, die sich für Patienten mit klassischen Zwangssymptomen finden (vgl. Abb. 10). Am stärksten konnten sich die Patienten bzgl. ihrer Schwierigkeiten, Dinge wegzuwerfen, verbessern. Am wenigsten vermochten die Therapien im Durchschnitt den Grad funktioneller Beeinträchtigung im Alltag zu beeinflussen. Die Autoren führen dies teilweise darauf zurück, dass neben der Beeinträchtigung durch das Horten selbst auch andere Faktoren wie etwa leichte Aufmerksamkeits- und Gedächtnisdefizite oder Komorbiditäten wie etwa Depressionen eine Rolle spielen dürften. Prädiktoren für einen besseren Therapieerfolg waren weibliches Geschlecht, jüngeres Alter, sowie eine größere Anzahl insgesamt durchgeführter Sitzungen und Hausbesuche.

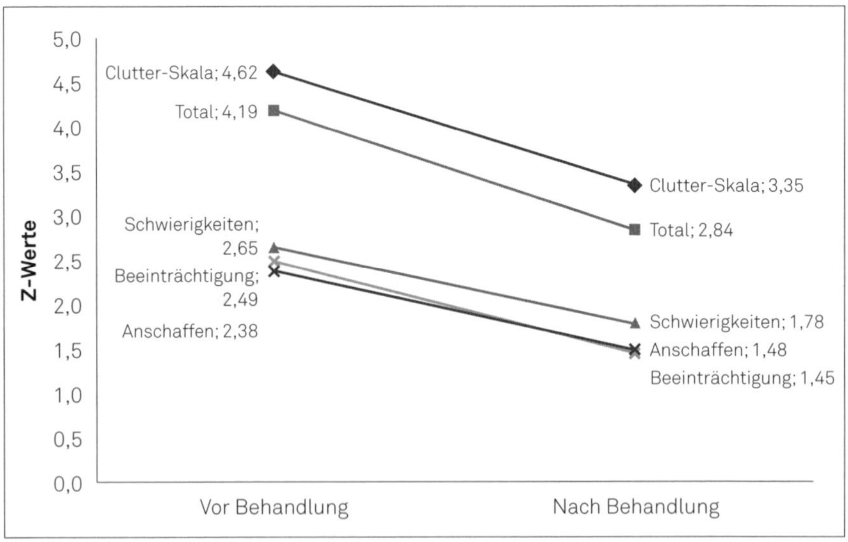

Abbildung 10: Z-Werte für pathologisches Horten vor und nach der Behandlung (in Anlehnung an Tolin et al., 2015)

Wie in Tabelle 6 dargestellt, sind die Stichprobengrößen der Patienten mit pathologischem Horten meist recht klein. Die Ergebnisse müssen daher mit Vorsicht interpretiert werden.

Tabelle 6: Psychotherapeutische Behandlungseffekte bei Patienten mit Zwangsstörungen mit Hoarding-Symptomen (in Anlehnung an Williams & Viscusi, 2016)

Autor	N[1]	Behandlung	Behandlungserfolg[2]	Mittlere Reduktion/ Effektstärke
Mataix-Cols et al. (2002)	N = 153 OCD N = 52 Hoarding	EX/RP	Responder: 25 % (bei Reduktion von mindestens 40 % in der Y-BOCS)	
Saxena et al. (2002)	N = 190 OCD N = 20 Hoarding	KVT Davon zusätzlich: 60 % Antipsychotika	Responder: 45 % (Reduktion von mindestens 35 % in der Y-BOCS und ≥ 10 Punkte Zunahme in GAS) Mittelwert (SD) Prä/Post-Test: YBOCS Prä-Test: 30,4 (3,6) YBOCS Post-Test: 19,9 (5,1) YBOCS Mittelwertveränderung: –10,6 (5,2)	Ca. 35 % Reduktion
Abramowitz et al. (2003)	N = 132 OCD N = 16 Hoarding	KVT EX/RP	31 % zeigen klin. sign. Reduktion in der Y-BOCS Y-BOCS PräTest: 25,94 (4 20) Y-BOCS PostTest: 15,50 (4,70)	Ca. 40 % Reduktion
Rufer et al. (2006)	N = 94 OCD N = 19 Hoarding DSM-IV, ICD-10	KVT 71,2 % aller Patienten zusätzlich Psychopharmaka	Responder: 36,8 % (Reduktion von mindestens 35 % in der Y-BOCS)	
Tolin, Frost & Steketee (2007)	N = 14 Hoarding N = 10 Completer DSM-IV	KVT Keine Medikation	60 % zeigen sign. Reduktion in der SI-R Mittelwert (SD) Prä/Post-Test: SI-R Prä-Test:67,00 (11,14) SI-R Post-Test: 48,40 (11,74) CIR Prä-Test: 4,03 (1,57) CIR Post-Test: 2,80 (1,40 Keine sign, Werte für CG	SI-R: ca. 28 % Reduktion CIR: ca. 31 % Reduktion *d* (SI-R)=1,63 *d* (CIR)=0,62

Tabelle 6: Fortsetzung

Autor	N[1]	Behandlung	Behandlungserfolg[2]	Mittlere Reduktion/ Effektstärke
Steketee et al. (2010)	N = 46 Hoarding N = 36 Completer DSM-IV	KVT, spezialisiert auf Hoarding	41 % zeigen klin. sign. Reduktion auf der SI-R Mittelwert (SD) Prä/Post-Test: SI-R Prä-Test: 61,69 (15,49) SI-R Post-Test: 44,77 (18,59)	Ca. 27,4 % Reduktion *d* (SI-R)=1,80 *d* (CGI)=1,57
Frost et al. (2011) Studie 1	N = 18 Hoarding N = 17 Completer	Gruppentherapie, Selbsthilfekurs	18–27 % Reduktion auf der SI-R 47 % zeigen klin. sign. Reduktion auf der SI-R Mittelwert (SD) Prä/Post-Test: SI-R Prä-Test: 64,7 (9,8) SI-R Post-Test: 49,9 (12,8) CIR Prä-Test: 4,3 (0,9) CIR Post-Test: 3,4 (0,9) CGI Prä-Test: 5,2 (0,70) CGI Post Test: 4,3(1,1) Anmerkung: CGI Daten aus Selbstbericht	SI-R: ca. 23 % Reduktion CIR: ca. 21 % Reduktion CGI: ca. 17 % Reduktion *d* (SI-R): 0,77 *d* (CIR): 0,57 *d* (CGI)=0,36
Frost et al. (2011) Studie 2	N = 14 Hoarding N = 11 Completer	Gruppentherapie, Selbsthilfekurs	36 % zeigen klin. sign. Reduktion Mittelwert (SD) Prä/Post-Test: SI-R Prä-Test: 56,3 (12,6) SI-R Post-Test: 44,0 (14,3) CIR Prä-Test: 4,1 (1,4) CIR Post-Test: 3,1 (1,9) CGI Prä-Test: 4,2 (1,7) CGI Post Test: 3,2 (2,0) Anmerkung: CGI Daten von Beobachter	SI-R: ca. 22 % Reduktion CIR: ca. 24 % Reduktion CGI: ca. 24 % Reduktion *d* (SI-R): 0,52 *d* (CGI-S): 0,60

Anmerkungen: KVT = Kognitive Verhaltenstherapie, OCD = Obsessive Compulsive Disorder, Y-BOCS = Yale-Brown Obsessive Compulsive Scale, CGI = Clinician Global Impression, SI-R = Saving Inventory-Revised, CIR = Cluttering Image Rating; EX/RP = Exposure and response prevention; [1] Nur Studien mit N ≥ 10 Hoarding-Patienten wurden berücksichtigt; [2] Nur Studien, die Behandlungserfolg für Hoarding-Patienten angeben, wurden berücksichtigt.

4.4.2 Pharmakotherapie

Es liegt bislang keine ausreichende Anzahl von wissenschaftlichen Studien zur pharmakologischen Behandlung von pathologischem Sammeln und Horten vor, sodass Empfehlungen nur auf Basis von Expertenmeinungen gegeben werden können. Da das Krankheitsbild Überlappungen mit den Zwangsstörungen aufweist, kann in einem gewissen Maße davon ausgegangen werden, dass bisherige Erkenntnisse zur Pharmakotherapie von Zwangsstörungen sich auch auf pathologisches Sammeln und Horten anwenden lassen. Die wenigen bisherigen Pharmakotherapie-Studien, die bislang bei pathologischem Horten durchgeführt wurden, scheinen dies auch zu bestätigen. Eine spezifische Pharmakotherapie zur Therapie von pathologischem Sammeln und Horten existiert jedoch bislang nicht. Ähnlich wie bei Zwangsstörungen muss in die Überlegungen zur Indikation einer Pharmakotherapie auch die hohe Komorbidität berücksichtigt werden, zum Beispiel mit depressiven Erkrankungen, aber auch mit ADHS, die gegebenenfalls mit Pharmakotherapie erfolgreich behandelt werden können.

Erfahrungen aus der Pharmakotherapie von Zwangsstörungen

Eine Pharmakotherapie von pathologischem Horten ist aus unserer Expertensicht niemals erste Wahl in der Behandlung, sondern generell nur dann indiziert, wenn die Möglichkeiten der Psychotherapie ausgeschöpft sind, ein starker Leidensdruck besteht beziehungsweise das Leben der Betroffenen erheblich beeinträchtigt ist. In der S3-Leitlinie Zwangsstörungen (Kordon et al., 2013) ist die Pharmakotherapie mit Serotonin-Wiederaufnahmehemmern zweite Wahl innerhalb des Behandlungskonzeptes und wird empfohlen, wenn der Patient zum Beispiel eine Psychotherapie ablehnt, diese nicht verfügbar ist oder wenn der Betroffene auf eine Psychotherapie nicht ausreichend angesprochen hat. Darüber hinaus wird eine Pharmakotherapie mit Serotonin-Wiederaufnahmehemmern auch bei begleitender schwerer depressiver Symptomatik empfohlen.

Erste Wahl sollte immer eine Psychotherapie sein

Pharmakotherapie durch Serotonin-Wiederaufnahmehemmer

Nachteile medikamentöser Therapie

Problem der Attribution des Behandlungserfolgs. In der Praxis erleben wir es immer wieder, dass Betroffene den Erfolg einer Kombinationstherapie auf die Wirkung eines Medikamentes attribuieren und damit den Anteil des psychotherapeutischen Erfolges und ihre aktive Mitarbeit entwerten. Es ist daher zu empfehlen, dass eine Pharmakotherapie und eine spezifische Psychotherapie nicht gleichzeitig begonnen werden, sondern, wenn überhaupt erforderlich eher sukzessive aufeinanderfolgen und das Ergebnis der jeweiligen Therapie abgewartet werden kann. Erste Therapieoption bei pathologischem Horten sollte immer die Psychotherapie sein.

Kombinationstherapie hat ungünstige Auswirkungen auf Therapiemotivation

Keine nachhaltige Wirkung. Eine Behandlung mit einem Serotonin-Wiederaufnahmehemmer führt allenfalls zu einer mäßigen Besserung während der Zeit

Nachhaltige Wirkung der Pharmakotherapie nicht belegt

der Einnahme, hat aber keine nachhaltige Wirkung über das Ende der Einnahme hinaus. Ob nach langdauernder Therapie über Jahre Wirkverluste bei Medikamenten eintreten, ist bisher bezüglich der Antidepressiva für keine der Indikationen hinreichend wissenschaftlich untersucht worden. In jüngster Zeit sind Absetzeffekte nach Beendigung einer Antidepressivatherapie, die bisher unterschätzt wurden, stärker in das Blickfeld der Forscher geraten (Fava et al., 2015). Klinisch zeigt sich, dass nach jahrelanger Einnahme von SSRI ein Absetzen oft sehr schwierig ist. Darüber sollten Betroffene informiert werden.

Nebenwirkungen

Nebenwirkungen. Darüber hinaus gibt es eine Reihe von Nebenwirkungen von SSRI, die auch nach langdauernder Einnahme mit einer Beeinträchtigung der Lebensqualität einhergehen, wie zum Beispiel Einschränkung der sexuellen Funktionen sowie häufiges, insbesondere nächtliches Schwitzen und auch Gewichtszunahme. Für die Entscheidung einer Pharmakotherapie sollten die Betroffenen über solche Risiken und Nebenwirkungen gut aufgeklärt werden.

Pharmakotherapie-Studien bei pathologischem Sammeln und Horten

Wie aus Tabelle 7 ersichtlich ist, gibt es bislang kaum Therapiestudien zur Pharmakotherapie von Sammel- und Hortzwängen. In der Tabelle sind die uns bekannten und auch mithilfe einer systematischen Literatursuche erhaltenen Studien und Fallserien mit Medikamenten bei pathologischem Sammeln und Horten dargestellt.

Die beiden Studien, bei denen Serotonin-Wiederaufnahmehemmer zum Einsatz kamen (Saxena et al., 2007; Winsberg et al., 1999), zeigen Besserungsraten, die tendenziell jedoch etwas geringer im Vergleich mit den Ergebnissen, die in Pharmakotherapie-Studien bei Zwangsstörungen erreicht wurden, ausfielen. Winsberg und Mitarbeiter (1999) fanden bei 50 % der Patienten eine Besserung um 25 %, wobei ein Teil der gebesserten Patienten zusätzlich auch Psychotherapie erhalten hatte.

Bislang Hinweise auf mäßige Besserung durch Einsatz von SSRI

Diese Studienergebnisse deuten darauf hin, dass der Einsatz von Serotonin-Wiederaufnahme-Inhibitoren bei Betroffenen mit pathologischem Horten, ähnlich wie bei Zwangsstörungen, zu einer mäßigen Besserung führt. Ob die Responseraten geringer sind, d. h. der Effekt von Serotonin-Wiederaufnahmehemmern auf Horten schwächer ist als auf typische Zwänge, lässt sich mangels größerer Studien nicht sagen.

Pharmakotherapie von Zwangsstörungen

Wegen der Ähnlichkeit und Überlappung mit den Zwangsstörungen und der geringen Datenlage zur Pharmakotherapie pathologischen Hortens soll hier der gegenwärtige Kenntnisstand der medikamentösen Therapie von Zwangsstörungen kurz zusammenfassend dargestellt werden. Wie bereits ausgeführt ist eine medikamentöse Behandlung von Zwangsstörungen nicht erste Wahl, sondern nur dann indiziert, wenn eine spezifische Psychotherapie nicht ausreichend hilft, nicht verfügbar ist oder abgelehnt wird, oder wenn die Erkrankung so schwer ausgeprägt ist, dass eine Psychotherapie gar nicht durchführbar ist.

Medikamente der ersten Wahl bei Zwangsstörungen sind SSRI, zweite Wahl ist Clomipramin. Für andere Antidepressiva liegen bei Zwangsstörungen keine Wirksamkeitsnachweise vor. Die Latenz bis zum Einsetzen einer Wirkung von SSRI gegen die Zwangssymptomatik ist länger als bei Depression: Frühestens ist nach vier Wochen mit einer Besserung zu rechnen, die maximale Wirkung tritt nach sechs bis acht Wochen ein. Es konnte gezeigt werden, dass die Wirkungen von SSRI dosisabhängig sind, weswegen in der Leitlinie empfohlen wird, im Falle einer medikamentösen Behandlung bis zur höchsten zugelassenen Dosis aufzudosieren.

Empfehlungen zur Pharmakotherapie

Zusammenfassend sind in Tabelle 7 und dem folgenden Kasten noch einmal die auf Expertenmeinung beruhenden Empfehlungen für eine Pharmakotherapie bei pathologischem Sammeln und Horten aufgeführt.

Tabelle 7: Pharmakologische Behandlungseffekte bei Patienten mit Zwangsstörungen mit Hoarding-Symptomen

Autor	N	Medikament	Behandlungserfolg
Winsberg et al. (1999)	18	Sertralin (50 mg/Tag) Clomipramin (150 mg/Tag) Fluoxetin (20 mg/Tag) Fluvoxamin (150 mg/Tag) Paroxetin (40 mg/Tag)	Angabe zur mittleren Reduktion in Skalen fehlt 50 % der Behandelten hatten eine 25 % Verbesserung in der Y-BOCS (3 der 9 gebesserten Patienten hatten auch KVT).
Saxena et al. (2007)	25 Completer in der Stichprobe	Paroxetin (Mittelwert: 40 mg/Tag)	31 % Reduktion in der Y-BOCS
Rodriguez et al. (2013)	4 Completer in der Stichprobe	Methylphenidat (retardierte Form) (Mittelwert: 50 mg/Tag)	32 % und 25 % Reduktion in der SI-R bei zwei Betroffenen
Saxena & Sumner (2014)	23 Completer in der Stichprobe	Venlafaxin ret. (Mittelwert: 204 mg/Tag)	32 % Reduktion in SI-R und 39 % Verbesserung in der Y-BOCS

Anmerkungen: SI-R = Savings Inventory-Revised, SRI = Serotonin-Wiederaufnahmehemmer, Y -BOCS = Yale-Brown Obsessive Compulsive Scale.

Pharmakotherapie bei pathologischem Sammeln und Horten – Empfehlungen

1. Angebot Pharmakotherapie nur, wenn Möglichkeiten der Psychotherapie ausgeschöpft sind oder diese abgelehnt wird und ein deutlicher Leidensdruck besteht, beziehungsweise bei schwerer depressiver Symptomatik.
2. Medikamente der ersten Wahl: SSRI.
3. Empfehlungen bezüglich der Dauer und der Dosis der Therapie in Anlehnung an die S3-Leitlinie Zwangsstörungen; d. h. Versuch mind. über 8 bis 12 Wochen.
4. Bei gesicherter Komorbidität mit ADHS Angebot des Versuchs mit Methylphenidat.

Schlussbemerkung. Pathologisches Horten ist zurecht ein eigenständiges Störungsbild von meist chronischem Charakter. Es ist häufig mit exzessiver Beschaffung von Gegenständen (Kaufsucht) verbunden. Andere häufige psychische Störungen sind ADHS, Zwangsstörungen und depressive Störungen. Die Therapie der Wahl ist eine spezifisch auf das Horten mit ihren Begleiterscheinungen ausgerichtete Psychotherapie. Generell ist es ein hartnäckiges Störungsbild mit hoher Änderungsresistenz, sodass viel Mut und Geduld sowohl vonseiten des Betroffenen als auch des Therapeuten erforderlich sind.

Hartnäckiges Störungsbild mit hoher Änderungsresistenz

Wir hoffen, dass die in diesem Buch dargestellten Informationen für möglichst viele Therapeuten in der Behandlung von Menschen mit pathologischem Horten nützlich sind.

5 Fallbeispiel

Die 46-jährige, leicht übergewichtige, im Kontakt freundlich zugewandte Altenpflegerin Frau T. besucht die psychotherapeutische Praxis auf Anraten ihres Expartners, da sie unter einer Depression leide. Sie sei ledig, halbtags berufstätig und habe keine Kinder. Im Erstgespräch stellt sich heraus, dass sich der Partner vor etwa einem halben Jahr von Frau T. getrennt habe. Es bestehe noch loser Kontakt, während der Expartner eine neue Freundin habe. Frau T. berichtet Niedergeschlagenheit, verminderten Antrieb, Schlafstörungen, Neigung zum Grübeln und Minderwertigkeitserleben. Erst bei genauerem Nachfragen gesteht Frau T., dass ihr Partner aus der gemeinsamen Wohnung mit der Begründung ausgezogen sei, es in solch einem „Grattler-Haushalt“ nicht mehr auszuhalten. Tatsächlich habe sie dort in den letzten Jahren so viele Dinge angesammelt, dass sie sich nur noch in regelrechten Gangsystemen durch die Zimmer bewegen könne. Beispielsweise führe im Wohnzimmer ein schmaler Pfad zum Fernsehplatz und ein anderer zum Bücherregal, umringt von Kartons mit altem Geschirr und ungetragenen Kleidern, Tüten mit Flohmarktartikeln und Haushaltsgegenständen, die sie vor vier Jahren von ihrer Mutter geerbt habe, jedoch kaum verwende. Zudem sei sie kaufsüchtig und könne Sonderangeboten kaum widerstehen. Die Besitztümer erlebe sie jedoch nicht als Müll. Im Gegenteil habe jeder Gegenstand eine persönliche Bedeutung für sie, und sie wisse genau, wo er sich befinde. Eine medikamentöse Behandlung lehne sie ab, wolle jedoch erstmals eine Psychotherapie in Angriff nehmen.

Die Therapie konzentriert sich neben der Behandlung der depressiven Symptomatik, die zunächst durch Verarbeitung des Trennungserlebnisses, Aktivitätenaufbau und Modifikation ungünstiger selbstbezogener Kognitionen gekennzeichnet ist, auf die Bearbeitung des pathologischen Hortens.

Dazu erstellt Frau T. zunächst gemeinsam mit der Therapeutin ihr eigenes kognitiv-behaviorales Modell des Hortens. Anamnestisch berichtet Frau T., bereits als Kind mit Freude Gegenstände auf dem Schulweg aufgesammelt und zu Hause aufbewahrt zu haben. Die Mutter habe dabei immer die Augen verdreht, wenn sie mit einem alten Vogelkäfig, einem Stück Glitzerfolie oder schön geformten Styroporteilen nach Hause gekommen sei. Leer sei ihre Wohnung nie gewesen. Richtig „schlimm“ sei es jedoch erst geworden, als sie sämtliche Gegenstände aus dem Haushalt der Mutter geerbt habe, die ihre Geschwister nicht hätten übernehmen wollen. Sie schildert weiterhin, schon seit ihrer Kindheit über wenig Selbstsicherheit verfügt zu haben. Die Ansammlung persönlicher Gegenstände habe ihr häufig ein Gefühl der Geborgenheit vermittelt. So empfinde sie es heute noch so, als sei ihre Mutter auf tröstliche Weise in der Wohnung präsent, wenn sie deren Teeservice nicht wegwerfe. Insofern kommt der emotionalen Bindung an Gegenstände bei Frau T. eine stark aufrechterhaltende Funktion für die Symptomatik zu. Weiterhin kann Frau T. neben einem erhöhten Verantwortungserleben auch Probleme der Informationsverarbeitung berichten. Insbesondere falle es ihr im Alltag auch in anderen Bereichen schwer, sachlich Für und Wider einer Angelegenheit abzuwägen und klare Entscheidungen zu treffen. Oftmals behalte sie unangenehme Zustände bei, um keinen Fehler durch falsche Entschlüsse zu begehen. Negativ verstärkt werde das pathologische Horten durch Vermeidung von „Trennungsgefühlen“ beim Wegwerfen von Gegenständen. Außerdem trete gelegentlich ein Gefühl von Stolz und Zufriedenheit auf, wenn sie sich verdeutliche, dass sie den Gegenständen aus der polnischen Heimat der Mutter noch eine „würdige Bleibe“ ermögliche. Gemeinsam mit der Therapeutin arbeitet Frau T. heraus, dass Gegenstände zumeist in erster Linie einen sentimentalen Wert, sowie einen Sicherheits- und Schutzwert („Geborgenheitswert“) für sie haben. Oftmals bestehen darüber hinaus ein ästhetischer Wert sowie ein vermeintlicher Nutzwert.

Den Sinn eines Hausbesuches kann Frau T. nachvollziehen; es dauert jedoch drei Stunden, ehe sie sich zu einem gemeinsamen Termin in den eigenen vier Wänden durchringen kann. Im Rahmen des Hausbesuches fällt auf, dass selbst die Fenster weitgehend mit Kartons zugestellt sind, so dass Frau T. für ausreichende Beleuchtung auf künstliches Licht angewiesen ist. Neben den von ihr beschriebenen Gegenständen finden sich viele Billigartikel, die Frau T. in der Hoffnung auf einen künftigen Nutzen angehäuft hat. Ihre Sammlung hat Frau T. über die Drei-Zimmer-Wohnung hinaus auf das Treppenhaus und den Keller ausgeweitet; selbst ihr Auto musste aus der Tiefgarage weichen, um einigen alten Möbeln, einem ausgedienten Tannenbaum und mehreren kaputten Elektrogeräten Platz zu machen, die Frau T. für potenziell reparabel hält. Frau T. erklärt sich einverstanden, die Wohnsituation mit der Videokamera festzuhalten, um Veränderungen im Therapieverlauf erfassen zu können. Im Fragebogen zum zwanghaften Horten (FZH) kommt Frau T. auf 38 Punkte und erreicht damit eindeutig den Cut-off für pathologisches Horten (28 Punkte). Auf der Clutter Image Rating Scale ergeben sich für die Zimmer von Frau T. Werte von 7 bis 8. Der Wert im Beck Depressions-Inventar von 25 Punkten weist auf eine mittelschwere depressive Symptomatik hin.

Frau T. berichtet, seit der Trennung besonders stark für „Schnäppchenjagden“ anfällig zu sein, so dass sich die Therapie zunächst auf das pathologische Kaufverhalten konzentriert. Um künftig besser gegen den Neukauf von Sonderangeboten geschützt zu sein, formuliert Frau T. ihr persönliches „Orakel“ mit vier Fragen zur Entscheidungsfindung wie etwa „Brauche ich exakt diese Sache um glücklich zu sein?“. Diese hält sie in ihrem Portemonnaie bereit. Anschließend erstellt sie eine Expositionshierarchie für verschiedene Versuchungssituationen und besucht mit der Therapeutin zwei Läden (einen Ein-Euro-Shop sowie einen Kleiderladen), in dem sie verschiedene Waren bewusst in die Hand nimmt, ohne sie zu kaufen, und den Anspannungsverlauf innerhalb der folgenden Minuten protokolliert. Als ihr die Übung auch alleine gelingt, berichtet sie erstmals Stolz und gönnt sich als Belohnung am Ende der Woche den Besuch eines Kinofilms.

Um ihren Umgang mit Gegenständen besser verstehen zu können, fertig Frau T. für die Dauer einer Woche Gedankenprotokolle an. So notiert sie beispielsweise ihre Reaktion auf den Anblick einer alten Lexikonreihe, die ihre beim Öffnen eines Kartons in die Hände fällt. Außerdem erstellt sie eine „Entsorgungshierarchie“, bei der sie die wegzuwerfenden Gruppen von Gegenständen (alte Kleider, Tischdecken der Mutter, unbenutzte Billigartikel etc.) je nach Schwierigkeitsgrad beim Wegwerfen in eine Rangreihe bringt.

Der nächste therapeutische Schritt beinhaltet ab der 22. Therapiestunde das Aufräumen und Entsorgen von Gegenständen. Hierzu bestimmt Frau T. zunächst ein polnisches Porzellanservice der Mutter (Schwierigkeit 70 %) als Übungsobjekt, über dessen weiteres Schicksal sie im Rahmen einer Therapiestunde entscheiden möchte. Dabei exploriert die Therapeutin die auftretenden Kognitionen und Emotionen. Außerdem füllt sie Arbeitsblätter aus, auf denen sie genaue Kriterien für den Verbleib von Gegenständen definiert. Beispielsweise notiert sie neben dem Bestimmungsort „Recyclinghof" auch gleich Termine für die Entsorgung. Im nächsten Schritt wird ein Entscheidungstraining durchgeführt, bei dem sich Frau T. gemeinsam mit der Therapeutin die Gegenstände im Bad als dem am wenigsten überfüllten Raum vornimmt. Sie trainiert zunächst, eine Grobeinteilung zwischen „Behalten" und „Weggeben" vorzunehmen und wählt schließlich auch im Bereich des „Weggebens" jeweils eine aus mehreren Alternativen. Nachdem sie zunehmend schwierigere Bereiche (Tiefgarage, Flur, Küche) entrümpelt und dem Recyclinghof mehrfach Besuch abgestattet hat, kommt es zur Stagnation. Frau T. reagiert zunehmend gereizt auf Vorstöße der Therapeutin, im nächsten Schritt auch Wohnzimmer und Schlafzimmer anzugehen, verschiebt zweimal einen Therapietermin und betont schließlich, dass sie prinzipiell genug erreicht habe – mit der aktuellen Wohnsituation fühle sie sich „eigentlich ganz wohl".

Als sie mithilfe eines Vier-Felder-Schema Vor- und Nachteile für die Beibehaltung des aktuellen Ist-Zustands sammelt, wird ihr deutlich, dass sie eines ihrer Hauptziele, wieder mit einem guten Gefühl Besuch empfangen zu können, noch nicht erreicht hat. Im Rahmen einer Visualisierungsübung wird Frau T. jedoch auch bewusst, dass sie Schuldgefühle und eine Art Trennungsschmerz bei der Vorstellung empfindet, weitere persönliche Gegenstände der Mutter zu entfernen. Nach einigen Therapieeinheiten, die nochmals die Umstände des Todes ihrer Mutter beleuchten, Raum zur Trauer geben und mit einem imaginären Brief an die Mutter enden, entscheidet sich Frau T. dafür, eine persönliche Erinnerungsecke einzurichten, in der sie ein Foto sowie ein paar Habseligkeiten der Mutter platziert. Die restlichen Teile der Wohnung entrümpelt sie in mehreren Schritten, wobei sie an schwierigen Stellen zunächst Expositionsübungen in der Vorstellung durchführt, bevor sie sich an die tatsächliche Aufräumaktion wagt.

Am Ende liegen die Räume der Wohnung auf der Clutter Image Rating Scale bei durchschnittlich 3 Punkten; das Schlafzimmer erinnert mit 5 Punkten noch ein wenig an die alten Wohnverhältnisse. Der Wert im Fragebogen zum pathologischen Horten (FZH) ist auf 19 Punkte gesunken und liegt damit unter dem Cut-off-Wert für eine klinisch relevante Symptomatik. Auch die depressive Symptomatik hat deutlich abgenommen (BDI: 12 Punkte). Frau T. hat wieder ein paar neue Kontakte geknüpft und kann in ihrem Wohnzimmer Besuch empfangen. Zumeist ist sie dabei noch etwas angespannt, genießt jedoch zunehmend den sozialen Austausch.

6 Weiterführende Literatur

Frost, R. O. & Steketee, G. (2010). *Stuff. Compulsive hoarding and the meaning of things*. New York: Houghton Mifflin Harcourt.

Steketee, G. & Frost R. O. (2014a). *Treatment for hoarding disorder. Therapist guide* (2nd ed). New York: Oxford University Press.

Steketee, G. & Frost R. O. (2014b). *Treatment for hoarding disorder. Workbook* (2nd ed.). New York: Oxford University Press.

Muroff, J., Steketee, G. & Underwood, J. (2014). *Group treatment for hoarding disorder: Therapist guide*. New York: Oxford.

Steketee, G. & Frost, R.O. (2014). *Treatment for hoarding disorder. Workbook* (2nd ed.). New York: Oxford University Press.

Tolin, D. F., Frost, R. O., Steketee, G. & Muroff, J. (2015). Cognitive behavioral therapy for hoarding disorder: A meta-analysis. *Depression and Anxiety, 32*, 158–166.

7 Literatur

Abramowitz, J.S., Franklin, M.E., Schwartz, S.A. & Furr, J.M. (2003). Symptom presentation and outcome of cognitive-behavioral therapy for obsessive-compulsive disorder. *Journal of Consulting and Clinical Psychology, 71,* 1049–1057. http://doi.org/10.1037/0022-006X.71.6.1049

Alvarenga, P.G., Cesar, R.C., Leckman, J.F., Moriyama, T.S., Torres, A.R., Bloch, M.H. et al. (2015). Obsessive-compulsive symptom dimensions in a population-based, cross-sectional sample of school-aged children. *Journal of Psychiatric Research, 62,* 108–114. http://doi.org/10.1016/j.jpsychires.2015.01.018

American Psychiatric Association (APA). (2015). *Diagnostisches und Statistisches Manual Psychischer Störungen - DSM-5* (Deutsche Ausgabe herausgegeben von P. Falkai und H.-U. Wittchen, mitherausgegeben von M. Döpfner et al.). Göttingen: Hogrefe.

Ayers, C.R., Saxena, S., Espejo, E., Twamley, E.W., Granholm, E. & Wetherell, J.L. (2014). Novel treatment for geriatric hoarding disorder: An open trial of cognitive rehabilitation paired with behavior therapy. *American Journal of Geriatric Psychiatry, 22,* 248–252.

Campos-Lima, A.L., Torres, A.R., Yücel, M., Harrison, B.J., Moll, J., Ferreira, G.M. & Fontenelle, L.F. (2015). Hoarding pet animals in obsessive-compulsive disorder. *Acta Neuropsychiatrica, 27,* 8–13. http://doi.org/10.1017/neu.2014.29

Fava, G.A., Gatti, A., Belaise, C., Guidi, J. & Offidani, E. (2015). Withdrawal symptoms after Selective Serotonin Reuptake Inhibitor discontinuation: A systematic review. *Psychotherapy and Psychosomatics, 84,* 72–81. http://doi.org/10.1159/000370338

Fontenelle, L.F. & Grant, J.E. (2014). Hoarding disorder: a new diagnostic category in ICD-11? *Revista Brasileira de Psiquiatria, 36,* Suppl. 1, 28–39. http://dx.doi.org/10.1590/1516-4446-2013-1269

Freud, S. (1908). Charakter und Analerotik. *Psychiatrisch-neurologische Wochenschrift, 9,* 465–476.

Frost, R.O. & Hartl, T.L. (1996). A cognitive-behavioral model of compulsive hoarding. *Behaviour Research and Therapy, 34* (4), 341–350. http://doi.org/10.1016/0005-7967(95)00071-2

Frost, R.O., Pekareva-Kochergina, A. & Maxner, S. (2011). The effectiveness of a biblio-based support group for hoarding disorder. *Behaviour Research and Therapy, 49,* 628–634. http://doi.org/10.1016/j.brat.2011.06.010

Frost, R. O. & Steketee, G. (2010). *Stuff. Compulsive hoarding and the meaning of things.* New York: Houghton Mifflin Harcourt.

Frost, R.O., Steketee, G. & Grisham, J. (2004). Measurement of compulsive hoarding: Saving Inventory-Revised. *Behaviour Research and Therapy, 42,* 1163–1182. http://doi.org/10.1016/j.brat.2003.07.006

Frost, R.O., Steketee, G. & Tolin, D.F. (2011). Comorbidity in hoarding disorder. *Depression and Anxiety, 28,* 876–884. http://doi.org/10.1002/da.20861

Frost, R.O., Steketee, G., Tolin, D.F. & Renaud, S. (2008). Development and validation of the Clutter Image Rating. *Journal of Psychopathology and Behavioral Assessment, 30,* 193–203. http://doi.org/10.1007/s10862-007-9068-7

Frost, R.O., Steketee, G., Tolin, D.F., Sinopoli, N. & Ruby, D. (2015). Motives for acquiring and saving in Hoarding Disorder, OCD, and community controls. *Journal of Obsessive-Compulsive and Related Disorders, 1* (4), 54–59. http://doi.org/10.1016/j.jocrd.2014.12.006

Gönner, S., Ecker, W. & Leonhardt, R. (2009). *OCI-R- Obsessive Compulsive Inventory Revised – deutsche Adaptation. Tests Review.* Frankfurt am Main: Pearson.

Goodman, W.K., Price, L.H., Rasmussen, S.A., Mazure, C., Fleischmann, R.L., Hill, C.L. et al. (1989). The Yale-Brown-Obsessive-Compulsive Scale. I. Development, use, and reliability. *Archives of General Psychiatry, 46,* 1006–1011. http://doi.org/10.1001/archpsyc.1989.01810110048007

Grisham, J.R. & Baldwin, P.A. (2015). Neuropsychological and neurophysiological insights into hoarding disorder. *Neuropsychiatric Disease and Treatment, 11,* 951–962. http://doi.org/10.2147/NDT.S62084

Hillebrand, T. & Niedermeier, N. (2014). Intensive ambulante Expositionsbehandlung bei schweren Zwängen – zwei Modelle aus der Praxis für die Praxis. *Verhaltenstherapie, 24,* 201–210. http://doi.org/10.1159/000366529

Hoffmann, N. (2004). *Wenn Zwänge das Leben einengen: Zwangsgedanken und Zwangshandlungen. Ursachen, Behandlungsmethoden und Möglichkeiten der Selbsthilfe* (10. Aufl.). Mannheim: PAL.

Ivanov, V.Z., Mataix-Cols, D., Serlachius, E., Lichtenstein, P., Anckarsäter, H., Chang, Z. et al. (2013). Prevalence, comorbidity and heritability of hoarding symptoms in adolescence: A population based twin study in 15-year olds. *PLoS One, 8* (7), e69140. doi: 10.1371/journal.pone.0069140. http://doi.org/10.1371/journal.pone.0069140

Kordon, A., Lotz-Rambaldi, W., Muche-Borowski, C. & Hohagen, F. (2013). S3-Leitlinie Zwangsstörungen (AWMF-Registrierungsnummer 038/017). Zugriff am 20.03.2017. Verfügbar unter http://www.awmf.org/leitlinien/detail/ll/038-017.html

Lang, H. (2015). Das Messie-Syndrom. In J. Lange (Hrsg.), *Der gehemmte Rebell* (S. 77–87). Stuttgart: Klett-Cotta.

Lervolino, A.C., Perroud, N., Fullana, M.A., Guipponi, M., Cherkas, L., Collier, D.A. & Mataix-Cols, D. (2009). Prevalence and heritability of compulsive hoarding: A twin study. *American Journal of Psychiatry, 166,* 1156–1161. http://doi.org/10.1176/appi.ajp.2009.08121789

Mataix-Cols, D., Marks, I.M., Greist, J.H., Kobak, K.A. & Baer, L. (2002). Obsessive-compulsive symptom dimensions as predictors of compliance with and response to behaviour therapy: Results from a controlled trial. *Psychotherapy and Psychosomatics, 71,* 255–262.

Miller, W.R. & Rollnick, S. (2005). *Motivierende Gesprächsführung* (2., vollst. überarb. Aufl.). Freiburg: Lambertus.

Morein-Zamir, S., Papmeyer, M., Pertusa, A., Chamberlain, S.R., Fineberg, N.A., Sahakian, B.J. et al. (2014). The profile of executive function in OCD hoarders and hoarding disorder. *Psychiatry Research, 3,* 659–667. http://doi.org/10.1016/j.psychres.2013.12.026

Morris, S.H., Jaffee, S.R., Goodwin, G.P. & Franklin, M.E. (2016). Hoarding in children and adolescents: A review. *Child Psychiatry & Human Development, 47,* 740–750. http://doi.org/10.1007/s10578-015-0607-2

Müller, A., Crosby, R.D., Frost, R.O., Leidel, B., Bleich, S., Glaesmer, H. et al. (2009). Fragebogen zum zwanghaften Horten (FZH) – Validierung der deutschen Version des Saving Inventory-Revised. *Verhaltenstherapie, 19,* 243–250. http://doi.org/10.1159/000253877

Muroff, J., Steketee, G., Bratiotis, C. & Roass, A. (2012). Group cognitive and behavioral therapy and bibliotherapy for compulsive hoarding: A pilot trial. *Depression and Anxiety, 29,* 597–604. http://doi.org/10.1002/da.21923

Muroff, J., Underwood, P. & Steketee, G. (2014). *Group treatment for hoarding disorder: Therapist Guide.* London, UK: Oxford University Press.

Paech, N. (2012). *Befreiung vom Überfluss.* München: oekom.

Pertusa, A., Frost, R.O., Fullana, M.A., Samuels, J., Steketee, G., Tolin, D. et al. (2010). Refining the diagnostic boundaries of compulsive hoarding: A critical review. *Clinical Psychology Review, 30,* 371–386. http://doi.org/10.1016/j.cpr.2010.01.007

Pritz, A., Vykoukal, E., Reboly, K. & Agdari-Moghadam, N. (Hrsg.). (2009). *Das Messie-Syndrom. Phänomen, Diagnostik, Therapie und Kulturgeschichte des pathologischen Sammelns.* Wien: Springer. http://doi.org/10.1007/978-3-211-76520-3

Raines, A.M., Allan, N.P., Oglesby, M.E., Short, N.A. & Schmidt, N.B. (2015). Specific and general facets of hoarding: A bifactor model. *Journal of Anxiety Disorders, 34,* 100–106. http://doi.org/10.1016/j.janxdis.2015.05.013

Rodriguez, C.I., Bender, J., Jr., Morrison, S., Mehendru, R., Tolin, D. & Simpson, H.B. (2013). Does extended Release Methylphenidate help adults with hoarding disorder? A case series. *Journal of Clinical Psychopharmacology, 33* (3), 444–447. http://doi.org/10.1097/JCP.0b013e318290115e

Rufer, M., Fricke, S., Moritz, S., Kloss, M. & Hand, I. (2006). Symptom dimensions in obsessive compulsive disorder: Prediction of cognitive-behavior therapy outcome. *Acta Psychiatrica Scandinavica, 113,* 440–446. http://doi.org/10.1111/j.1600-0447.2005.00682.x

Saxena, S. (2008). Neurobiology and treatment of compulsive hoarding. *CNS Spectrums, 13* (9, Suppl. 14), 29–36. http://doi.org/10.1017/S1092852900026912

Saxena, S., Brody, A.L., Maidment, K.M. & Baxter, L.R., Jr. (2007). Paroxetine treatment of compulsive hoarding. *Journal of Psychiatric Research, 41* (6), 481–487. http://doi.org/10.1016/j.jpsychires.2006.05.001

Saxena, S., Maidment, K.M., Vapnik, T., Golden, G., Rishwain, T., Rosen, R.M. et al. (2002). Obsessive-compulsive hoarding: Symptom severity and response to multimodal treatment. *Journal of Clinical Psychiatry, 63,* 21–27. http://doi.org/10.4088/JCP.v63n0105

Saxena, S. & Sumner, J. (2014). Venlafaxine extended-release treatment of hoarding disorder. *International Clinical Psychopharmacology, 29* (5), 266–273. http://doi.org/10.1097/YIC.0000000000000036

Schmidt, A. (2009). Der Messie House Index (MHI): *Versuch einer empirischen systematischen Quantifizierung über verhaltensökologische Phänotypus-Diagnostik des Messie Phänomens.* München: GRIN.

Schoen, D., Wahl-Kordon, A. & Zurowski, B. (2015). Pathologisches Horten und Sammeln als Erkrankung des Zwangsspektrums. *Fortschritte der Neurologie-Psychiatrie, 83,* 349–360. http://doi.org/10.1055/s-0035-1553154

Snowdon, J., Shah, A. & Halliday, G. (2007). Severe domestic squalor: A review. *International Psychogeriatrics, 19,* 37–51. http://doi.org/10.1017/S1041610206004236

Steketee, G. & Frost, R. (2003). Compulsive hoarding: Current status of the research. *Clinical Psychology Review, 23,* 905–927. http://doi.org/10.1016/j.cpr.2003.08.002

Steketee, G. & Frost, R.O. (2014). *Treatment for hoarding disorder. Therapist guide* (2nd ed). New York: Oxford University Press.

Steketee, G., Frost, R.O. & Kyrios, M. (2003). Cognitive aspects of compulsive hoarding. *Cognitive Therapy and Research, 27,* 463–479. http://doi.org/10.1023/A:1025428631552

Steketee, G., Frost, R., Tolin, D.F., Rasmussen, J. & Brown, T.A. (2010). Waitlist-controlled trial of cognitive behavior therapy for hoarding disorder. *Depression and Anxiety, 27,* 476–484. http://doi.org/10.1002/da.20673

Timpano, K.R., Rasmussen, J., Exner, C., Rief, W. & Wilhelm, S. (2014). The association between metacognitions, the obsessive compulsive symptom dimensions and hoarding: A focus on specificity. *Journal of Obsessive-Compulsive and Related Disorders, 3,* 188–194. http://doi.org/10.1016/j.jocrd.2013.10.001

Tolin, D.F., Frost, R.O. & Steketee, G. (2007). An open trial of cognitive-behavioral therapy for compulsive hoarding. *Behaviour Research and Therapy, 45,* 1461–1470. http://doi.org/10.1016/j.brat.2007.01.001

Tolin, D.F., Frost, R.O. & Steketee, G. (2010). A brief interview for assessing compulsive hoarding: The Hoarding Rating Scale-Interview. *Psychiatry Research, 178,* 147–152.

Tolin, D.F., Frost, R.O., Steketee, G. & Muroff, J. (2015). Cognitive behavioral therapy for hoarding disorder: a meta-analysis. *Depression and Anxiety, 32,* 158–166. http://dx.doi.org/10.1002/da.22327

Tolin, D.F., Meunier, S.A., Frost, R.O. & Steketee, G. (2010). Course of compulsive hoarding and its relationship to life events. *Depression and Anxiety, 27,* 829–838.

Wengenroth, M. (2012). *Therapie-Tools Akzeptanz- und Commitmenttherapie.* Weinheim: Beltz.

Williams, M. & Viscusi, J.A. (2016). Hoarding disorder and a systematic review of treatment with cognitive behavioral therapy. *Cognitive Behaviour Therapy, 45,* 93–110. http://doi.org/10.1080/16506073.2015.1133697

Winsberg, M.E., Cassic, K.S. & Koran, L.M. (1999). Hoarding in obsessive-compulsive disorder: A report of 20 cases. *Journal of Clinical Psychiatry, 60* (9), 591–597. http://doi.org/10.4088/JCP.v60n0905

Woody, S.R., Kellman-McFarlane, K. & Welsted, A. (2014). Review of cognitive performance in hoarding disorder. *Clinical Psychology Review, 34,* 324–36. http://doi.org/10.1016/j.cpr.2014.04.002

Wunderlich, G. (1996). *Neurosen. Ein praktischer Leitfaden zu ihrem Verständnis.* Stuttgart: Kohlhammer.

8 Anhang

Fragebogen zum zwanghaften Horten (FZH)[2] – modifizierte deutsche Version des Saving Inventory-Revised (SI-R) von Frost et al. (2004)

Bitte markieren Sie die am meisten zutreffende Antwort:

1. Wie schwer fällt es Ihnen, etwas wegzuwerfen?

- [0] überhaupt nicht schwer
- [1] kaum schwer
- [2] mittelschwer
- [3] ziemlich schwer
- [4] sehr schwer

2. Wie sehr leiden Sie darunter, etwas wegzuwerfen?

- [0] es belastet mich überhaupt nicht
- [1] es belastet mich etwas
- [2] es belastet mich einigermaßen
- [3] es belastet mich sehr
- [4] es belastet mich extrem

3. Inwieweit haben Sie so viele Dinge, dass Ihr(e) Zimmer mit Dingen überladen/vollgestopft sind?

- [0] gar nicht viele
- [1] kaum
- [2] mittel
- [3] ziemlich viele
- [4] sehr viele

4. Wie oft versuchen Sie zu vermeiden, etwas wegzuwerfen, weil es zu stressig ist oder zu viel Zeit kostet?

- [0] vermeide es nie, kann Dinge problemlos wegwerfen
- [1] vermeide es selten, kann Dinge fast ohne Probleme wegwerfen
- [2] vermeide es manchmal
- [3] vermeide es oft, kann Dinge manchmal wegwerfen
- [4] vermeide es fast immer, kann Dinge selten wegwerfen

2

5. Wie sehr würden Sie darunter leiden oder wie unangenehm wäre es für Sie, wenn Sie etwas nicht kaufen könnten, was Sie wollten?

- 0 überhaupt nicht
- 1 kaum, es wäre nur etwas unangenehm
- 2 mäßig, die Belastung würde steigen, wäre aber zu bewältigen
- 3 stark, deutlicher und sehr unangenehmer Anstieg der Belastung
- 4 extrem, Belastung würde zu lähmendem Unbehagen führen

6. Inwieweit beeinträchtigen die vielen angesammelten Dinge in Ihrem Zuhause Ihr Sozialleben, Ihr Berufsleben bzw. Ihren Alltag? Überlegen Sie, was Sie wegen der vielen angesammelten Dinge bei Ihnen zu Hause nicht tun.

- 0 überhaupt keine Beeinträchtigung
- 1 kaum, wenig Beeinträchtigung, im Prinzip funktioniert alles problemlos
- 2 mäßige Beeinträchtigung, kann man noch bewältigen
- 3 sehr starke Beeinträchtigung
- 4 extreme, lähmende Beeinträchtigung

7. Wie oft fühlen Sie den Drang, etwas zu erwerben, was Sie sehen (z. B. wenn Sie einkaufen gehen oder wenn Ihnen etwas kostenlos angeboten wird)?

- 0 nie
- 1 selten
- 2 manchmal
- 3 oft
- 4 fast immer

8. Wie stark ist Ihr Drang, etwas zu kaufen oder zu erwerben, was Sie eigentlich nicht brauchen?

- 0 kein starker Drang
- 1 leichter Drang
- 2 mäßiger Drang
- 3 starker Drang
- 4 sehr starker Drang

9. Wie viel Kontrolle haben Sie über Ihren Drang, Sachen zu erwerben?

- 0 völlige Kontrolle
- 1 viel Kontrolle, kann Kaufdrang normalerweise kontrollieren
- 2 etwas Kontrolle, kann Kaufdrang nur schwer kontrollieren
- 3 wenig Kontrolle, kann Kaufdrang nur schwer verzögern
- 4 keine Kontrolle, kann Kaufdrang nicht bewältigen

10. Wie oft entscheiden Sie sich dafür, Dinge aufzuheben, die Sie nicht brauchen und für die Sie wenig Platz haben?

- 0 hebe solche Dinge nie auf
- 1 selten
- 2 manchmal
- 3 oft
- 4 hebe solche Dinge fast immer auf

11. Inwieweit können Sie bestimmte Wohnbereiche nicht nutzen, weil sie mit Dingen überladen/vollgestopft sind?

- 0 kann alle Wohnbereiche nutzen
- 1 kann wenige Wohnbereiche nicht nutzen
- 2 kann einige Wohnbereiche nicht nutzen
- 3 kann viele Wohnbereiche nicht nutzen
- 4 kann fast keine Wohnbereiche nutzen

12. Inwieweit leiden Sie darunter, dass Ihre Wohnbereiche mit Dingen überladen/vollgestopft sind?

- 0 belastet mich nicht, ist mir nicht unangenehm
- 1 belastet mich kaum, ist mir leicht unangenehm
- 2 belastet mich mäßig, ist mir einigermaßen unangenehm
- 3 belastet mich sehr, ist mir sehr unangenehm
- 4 belastet mich extrem, ist mir extrem unangenehm

13. Wie oft passiert es, dass Sie wegen der vielen angesammelten Dinge keinen Besuch nach Hause einladen?

- 0 nie
- 1 selten
- 2 manchmal
- 3 oft
- 4 sehr oft oder fast immer

14. Wie oft kaufen Sie tatsächlich (oder erwerben Sie kostenlos) Dinge, für die Sie keinen unmittelbaren Gebrauch oder Nutzen haben?

- 0 nie
- 1 selten
- 2 manchmal
- 3 oft
- 4 fast immer

15. Wie stark ist Ihr Drang, etwas aufzuheben, obwohl Sie wissen, dass Sie es nie nutzen werden?

- 0 überhaupt nicht stark
- 1 leichter Drang
- 2 mäßiger Drang
- 3 starker Drang
- 4 sehr starker Drang

16. Inwieweit kann man bei Ihnen zu Hause nur schwer durchgehen, weil alles mit Dingen überladen/vollgestopft ist?

- 0 nirgendwo kann man schwer durchgehen
- 1 in manchen Bereichen kann man schwer durchgehen
- 2 in vielen Bereichen kann man schwer durchgehen
- 3 in den meisten Bereichen kann man schwer durchgehen
- 4 in allen Bereichen kann man schwer durchgehe

17. Inwieweit können Sie bestimmte Wohnbereiche nicht für deren bestimmten Zweck nutzen, weil sie mit Dingen überladen/vollgestopft sind? (Zum Beispiel Kochen, Nutzung von Möbeln, Geschirrspülen, Saubermachen usw.)

- [0] nie
- [1] selten
- [2] manchmal
- [3] oft
- [4] sehr oft oder fast immer

18. Inwieweit fühlen Sie sich nicht in der Lage, mit den vielen angesammelten Dingen bei Ihnen zu Hause klarzukommen?

- [0] kein Problem
- [1] manchmal nicht in der Lage
- [2] mäßig nicht in der Lage
- [3] erheblich nicht in der Lage
- [4] fast immer nicht in der Lage

19. Wie oft sind Sie nicht in der Lage, Dinge wegzuwerfen, die Sie gern loswerden möchten?

- [0] habe nie ein Problem damit, Dinge wegzuwerfen
- [1] selten
- [2] manchmal
- [3] oft
- [4] fast immer nicht in der Lage, Dinge wegzuwerfen

Hoarding Rating Scale (HRS)[3]

1. Wie schwierig ist es für Sie, wegen der Unordnung oder der Anzahl an Gegenständen, die Räume ihres Zuhauses zu benutzen?

0	1	2	3	4	5	6	7	8
überhaupt nicht schwierig		wenig		mäßig		sehr		äußerst schwierig

2. In welchem Ausmaß haben Sie Schwierigkeiten, gewöhnliche Dinge wegzuwerfen (oder zu recyceln, verkaufen, verschenken), die andere Menschen entsorgen würden?

0	1	2	3	4	5	6	7	8
überhaupt nicht schwierig		wenig		mäßig		sehr		äußerst schwierig

3. In welchem Ausmaß haben Sie derzeit Schwierigkeiten damit, kostenlose Sachen zu sammeln oder mehr Dinge zu kaufen, als Sie benötigen, verwenden oder sich leisten können? [Benutzen Sie die unten aufgeführte Skala]

0	1	2	3	4	5	6	7	8
kein Problem								extrem

0 = kein Problem

2 = leichtes Problem, es werden manchmal (weniger als einmal pro Woche) nicht benötigte Gegenstände erworben oder es werden wenige unnötige Gegenstände erworben.

4 = mäßig, es werden regelmäßig (ein- oder zweimal pro Woche) nicht benötigte Gegenstände erworben oder es werden einige unnötige Gegenstände erworben.

6 = schwerwiegend, es werden häufig (mehrmals pro Woche) nicht benötigte Gegenstände erworben oder es werden viele unnötige Gegenstände erworben.

8 = extrem, es werden sehr oft (täglich) nicht benötigte Gegenstände erworben oder es wird eine große Anzahl an unnötigen Gegenständen erworben.

3 © Tolin, Frost und Steketee (2010). Abdruck erfolgt mit Genehmigung von Elsevier; unveröffentlichte dt. Übersetzung: Natalie Peschl, Freiburg (2016). Abdruck erfolgt mit Genehmigung der Übersetzerin.

4. In welchem Ausmaß leiden Sie emotional unter der Unordnung, den Schwierigkeiten, Dinge zu entsorgen oder den Problemen, Dinge zu kaufen oder sich anzuschaffen?

0	1	2	3	4	5	6	7	8
überhaupt nicht schwierig		wenig		mäßig		sehr		äußerst schwierig

5. In welchem Ausmaß wird Ihr Leben (Alltag, Arbeit/Schule, soziale Aktivitäten, Familienaktivitäten, finanzielle Schwierigkeiten) durch die Unordnung, die Schwierigkeiten, Dinge wegzuwerfen oder die Probleme Dinge zu kaufen oder sich anzuschaffen, beeinträchtigt?

0	1	2	3	4	5	6	7	8
überhaupt nicht schwierig		wenig		mäßig		sehr		äußerst schwierig

Gedankenprotokoll				
Auslösesituation	Gedanken zur Bedeutung des Gegenstandes	Gefühle und Köper-reaktionen	Verhalten	Konsequenzen

Behandlungsvereinbarung 1 – Ziele

Für eine erfolgreiche Behandlung des Hortens ist es wichtig, klare Ziele zu vereinbaren. Folgende Ziele werden von den meisten Betroffenen genannt:

- ☐ Die Ursachen des Hortens verstehen.
- ☐ Wieder mehr Ordnung in die Wohnung zu bringen, um Dinge besser zu finden.
- ☐ Hilfreiche Strategien für Entscheidungen beim Wegwerfen und Kaufen kennenlernen.
- ☐ Weniger Gegenstände in der Wohnung aufbewahren und weniger Neues erwerben.
- ☐ Das Zuhause wieder schöner gestalten.
- ☐ Vereinbarungen mit Mitbewohnern/Familie zur Wohnraumgestaltung treffen.

Kreuzen Sie diejenigen Ziele an, die Sie auch als wichtig für sich persönlich erachten. In den folgenden Zeilen können Sie darüber hinaus weitere für Sie wichtige Ziele notieren:

Behandlungsvereinbarung 2 – Regeln (nach Steketee & Frost, 2014)

Die Behandlung des Hortens ist erfolgsversprechend, aber für Sie als Patientin bzw. Patient sicher oft auch anstrengend und herausfordernd. Folgende Behandlungsregeln möchten Ihnen möglichst viel Sicherheit und Aussicht auf Erfolg geben:

- Der Therapeut/die Therapeutin wird Ihre persönlichen Gegenstände nicht ohne explizite Aufforderung anfassen oder entfernen.
- Sie als Patient bzw. Patientin entscheiden alleine über Ihre Besitztümer.
- Das Aufräumen verläuft auf systematische Weise – nach bestimmten Räumen, Arten von Gegenständen oder Schwierigkeit der Aufgabe.
- Vor dem Sortieren der Gegenstände werden der Therapeut bzw. die Therapeutin und Sie einen genauen Plan über die Vorgehensweise entwerfen.
- Während Sie die Gegenstände sortieren, werden Sie so gut wie möglich Ihre Gedanken berichten, um Ihre Gedanken und Einstellungen zu den Gegenständen besser verstehen und bewerten zu können.
- Der Leitsatz lautet: „Gegenstände nur einmal in die Hand nehmen". Wenn Sie während des Aufräumens über den Verbleib eines Gegenstandes (Aufbewahrungsort, Wegwerfen ja/nein) entschieden haben, bleiben Sie bei Ihrer Entscheidung. Das mag anfangs manchmal nicht immer gelingen, hat sich aber als hilfreiche Regel bewährt.
- Die Behandlung wird auf flexible Art und Weise stattfinden und sich nach Ihren individuellen Bedürfnissen ausrichten.

Spannungsverlauf bei der Widerstandsübung

Beispiel: Frau A.

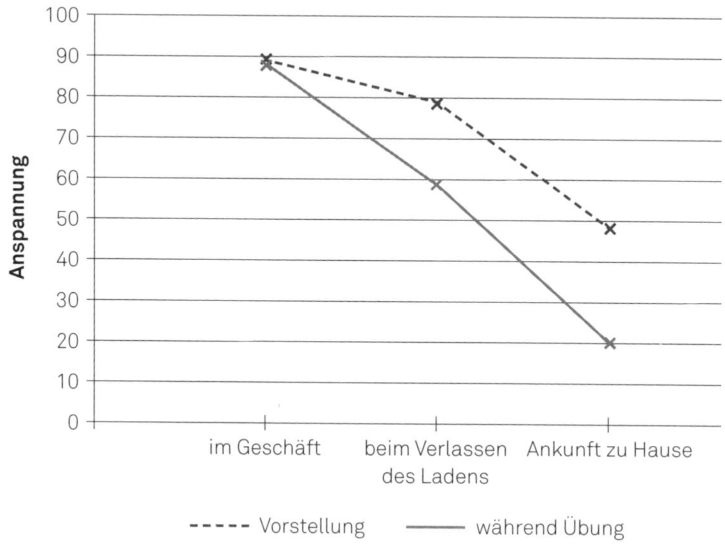

Eigene Einschätzung

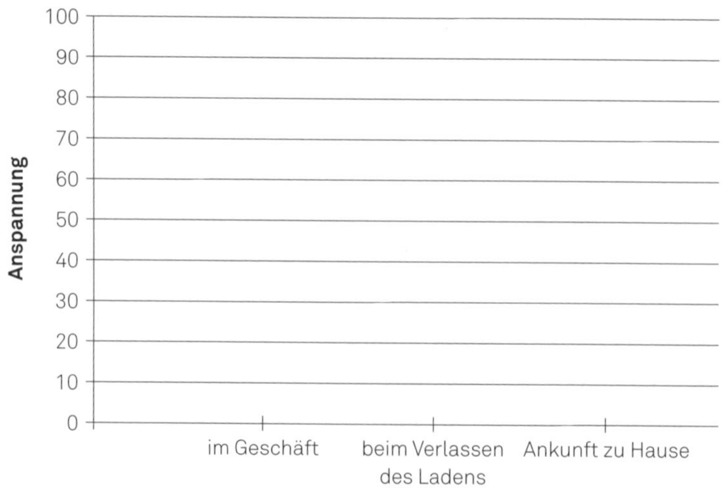

Häufige Denkfallen erkennen

1. *Denke ich in Schwarz-Weiß-Kategorien?*
   Beispiel: „Wenn ich diesen Leuchter jetzt nicht kaufe, wird sich so eine Gelegenheit nie wieder bieten."

2. *Neige ich zum Katastrophisieren?*
   Beispiel: „Ohne dieses Kleidungsstück werde ich das nächste Vorstellungsgespräch nicht überstehen."

3. *Verwechsele ich Gefühle mit Tatsachen?*
   Beispiel: „Dass ich es kaum aushalte, das Kaffeeservice liegen zu lassen, bedeutet, dass ich es anscheinend wirklich brauche."

4. *Glaube ich, die Gedanken anderer Personen erraten zu können?*
   Beispiel: „Wenn ich jetzt den Laden verlasse, ohne etwas gekauft zu haben, denkt die Verkäuferin, ich habe ihre Freundlichkeit nur ausgenutzt."

5. *Neige ich dazu, mir selbst oder anderen ein negatives Etikett aufzudrücken?*
   Beispiel: „Ich bin der chaotischste Mensch der Welt."

6. *Habe ich hohe moralische Ansprüche von „ich sollte" und „ich muss"?*
   Beispiel: „Ich muss alle wichtigen Informationen über Kindererziehung griffbereit haben, wenn ich ein guter Vater sein will."

7. *Unterschätze ich meine eigenen Fähigkeiten, mit Belastungen umzugehen?*
   Beispiel: „Ich kann ohne diese Reportage heute sowieso keinen klaren Gedanken mehr fassen, also kaufe ich die Zeitschrift gleich."

8. *Überschätze ich meine eigenen Fähigkeiten, eine Aufgabe zu bewältigen?*
   Beispiel: „Ich werde die Hälfte einfach zurückschicken, also kann ich gleich sechs Kleider bestellen."

Aufbewahrungsorte für Gegenstände und nützliche Regeln		
Gegenstand	**Aufbewahrungsort**	**Aufbewahrungsregel**
Beispiel: Zeitungen	Fach unter dem Couchtisch	Nach drei Tagen wegwerfen

Liste persönlicher Schätze

Diese Dinge schätze ich am allermeisten (max. 5 Dinge, die ich im Falle eines Brandes aus meiner Wohnung/meinem Haus retten würde):

Diese Dinge schätze ich sehr (max. 10 Dinge, die ich zusätzlich retten würde, wenn mir etwas mehr Zeit bliebe):

Entscheidungsfindung (nach Steketee & Frost, 2014)

Name des Gegenstandes: ____________________

Voraussichtliche Anspannung beim Wegwerfen (von 0 bis 100): ______

Angenommene Dauer der Anspannung: ____________________

Welche Gedanken gehen mir zum Wegwerfen durch den Kopf?

____

____

____

____

____

____

____

____

☐ Ich entscheide mich fürs Wegwerfen

☐ Ich entscheide mich gegen Wegwerfen

Falls Wegwerfen:

Anspannung: _____ nach 10 min: _____ nach 20 min: _____

nach 30 min: _____ nach 40 min: _____ nach 50 min: _____

Verhaltensexperiment-Tagebuch				
Situation	Vorhersage	Experiment	Ergebnis	Schlussfolgerung

Kurzanleitung für die Exploration

1. Diagnostik

- Gibt es anhaltende Schwierigkeiten, Gegenstände, die keinen tatsächlichen Wert haben, wegzuwerfen?
- Besteht Unbehagen beim Entsorgen, wertloser Dinge (starke emotionale Bindung an die Gegenstände)?
- Welche Emotionen treten beim Entsorgen bzw. beim Versuch des Entsorgens auf?
- Welches Ausmaß hat das Horten? Ist die Wohnung überfüllt oder „vermüllt"? Ist die Nutzung der Wohnung beeinträchtigt?
- Hausbesuch oder Fotodokumentation der Wohnung einschließlich Keller und Speicher!
- Seit wann besteht das Horten?
- Besteht Einsicht, dass das Horten „krankhaft" bzw. zumindest deutlich übertrieben ist?

2. Komorbiditäten

- Liegen Zwangssymptome, wie exzessives Waschen oder Reinigen oder Kontrollieren vor?
- Besteht eine relevante Depression? Ist die Depression Folge des Hortens?
- Gibt es Hinweise für eine Aufmerksamkeitsdefizit-/Hyperaktivitätsstörung im Erwachsenenalter (z.B. Aufmerksamkeits- und Konzentrationsprobleme, Desorganisiertheit, „Aufschieberitis", Innere Unruhe, Impulsivität)?
- Gibt es Hinweise für Kaufsucht (z.B. häufiger Besuch von Flohmärkten, übermäßiges Kaufen auf Vorrat)?
- Gibt es auffällige Persönlichkeitszüge?

3. Differenzialdiagnosen

- Ist eine hirnorganische Ursache ausgeschlossen? (z.B. Hirnverletzungen)
- Ist die Vermüllung Folge einer anderen schweren psychiatrischen Erkrankung, z.B. bei starker Antriebsstörung (schwere chronische Depression, Psychose) oder einer Suchterkrankung, bei der andere Bereiche vernachlässigt werden? Oder Folge einer beginnenden Demenz?
- Gibt es andere schwere körperliche Erkrankungen?

4. Ursachen

- Gibt es belastende Lebensumstände/Konflikte?
- Sind die Belastungen/Konflikte Folge des Hortens (z.B. finanzieller Verlust, Trennungen, ggf. Probleme mit dem Vermieter)?

- Könnten die Belastungen Ursache des Hortens sein (Horten als Emotionsregulationsstrategie)?
- Gibt es allgemein Belastungen, die einer Besserung im Weg stehen (z. B. körperliche Beeinträchtigungen, familiäre und andere Konflikte, starke Belastung/Erschöpfung durch Berufstätigkeit)?
- Gibt es psychische Erkrankungen in der Familie?
- Gibt es traumatische Erlebnisse in der Kindheit oder im Erwachsenenalter?

5. Motivation und Leidensdruck

- Was war der unmittelbare Auslöser, eine Behandlung aufzusuchen? War es der eigene Wunsch oder Druck anderer Personen?
- Woran leidet der Betroffene am meisten?
- Was möchte der Betroffene konkret erreichen?
- Was möchte der Betroffene tun, wenn die Wohnung wieder aufgeräumt ist?

6. Weitere Folgen des Hortens

- Sind Schäden im Wohnbereich eingetreten?
- Bestehen finanzielle Verluste durch exzessives Kaufen?
- Werden andere Lebensbereiche wie Hobbys etc. vernachlässigt?
- Besteht ein sozialer Rückzug?

7. Was hat der Patient bisher getan, um gegen das Horten anzukämpfen?

- Gibt es Erfahrungen mit erfolgreichen eigenen Strategien?
- Haben Angehörige oder Freunde beim Aufräumen mitgewirkt?
- Was hat sonst geholfen?

8. Bisherige Psychotherapie

- Wurde schon eine Psychotherapie durchgeführt?
- Wurde sie wegen Horten oder anderer Probleme durchgeführt?
- Falls ja: War die Psychotherapie hilfreich? Wurden begleitete Expositionen durchgeführt? Erfolgten Hausbesuche? In welcher Zahl?
- Welche sonstigen Elemente/Aspekte der Psychotherapie wurden als besonders hilfreich empfunden?

9. Bisherige Pharmakotherapie

- Nimmt der Betroffene aktuell Psychopharmaka ein?
- Gibt es frühere Erfahrungen mit Psychopharmaka?

Allgemeines Modell des pathologischen Hortens

1. Das Sammeln und Aufbewahren persönlicher Gegenstände ist ein normales menschliches Verhalten.

2. Wenn das Ansammeln von Dingen jedoch so ausgeprägt ist, dass es mit einer Beeinträchtigung im Alltag oder Leiden verbunden ist, spricht man von pathologischem Horten. → Eine Psychotherapie ist dann sinnvoll.

3. Ursachen und aufrechterhaltende Aspekte für das Horten können sein:
    - Probleme mit dem Ordnen und Organisieren von Dingen.
    - Eine enge Gefühlsbindung an die Besitztümer.
    - Ungünstige Überzeugungen zur Aufbewahrung von Dingen.
    - Verhaltensstrategien zur Vermeidung des Wegwerfens.

4. In der Therapie werde ich daher
    - nützliche Systeme zum Ordnen von Gegenständen kennenlernen,
    - die Widerstandskraft gegen das Ansammeln neuer Dinge stärken,
    - hilfreiche Überzeugungen gegenüber Gegenständen entwickeln,
    - das Wegwerfen von Gegenständen systematisch trainieren.